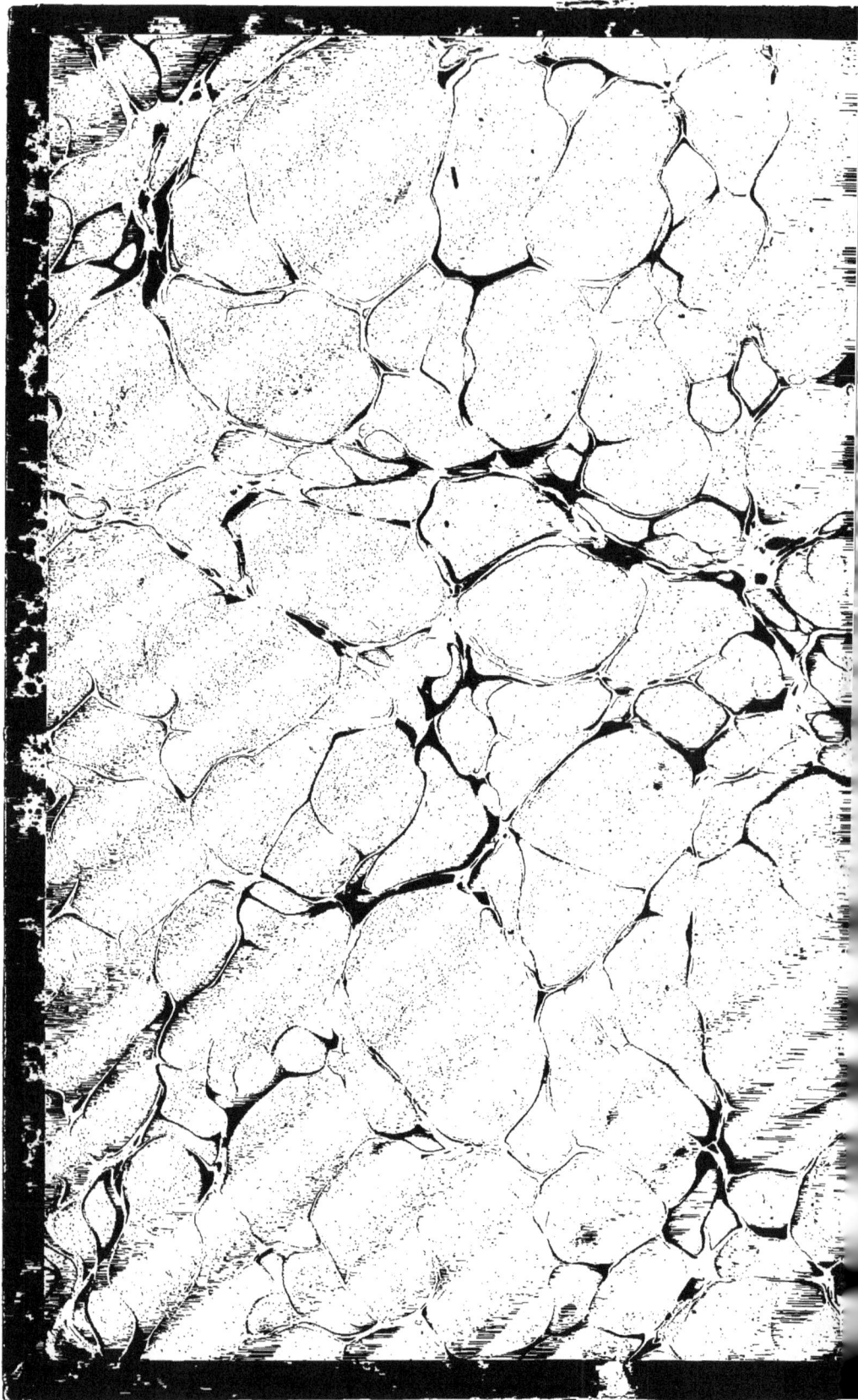

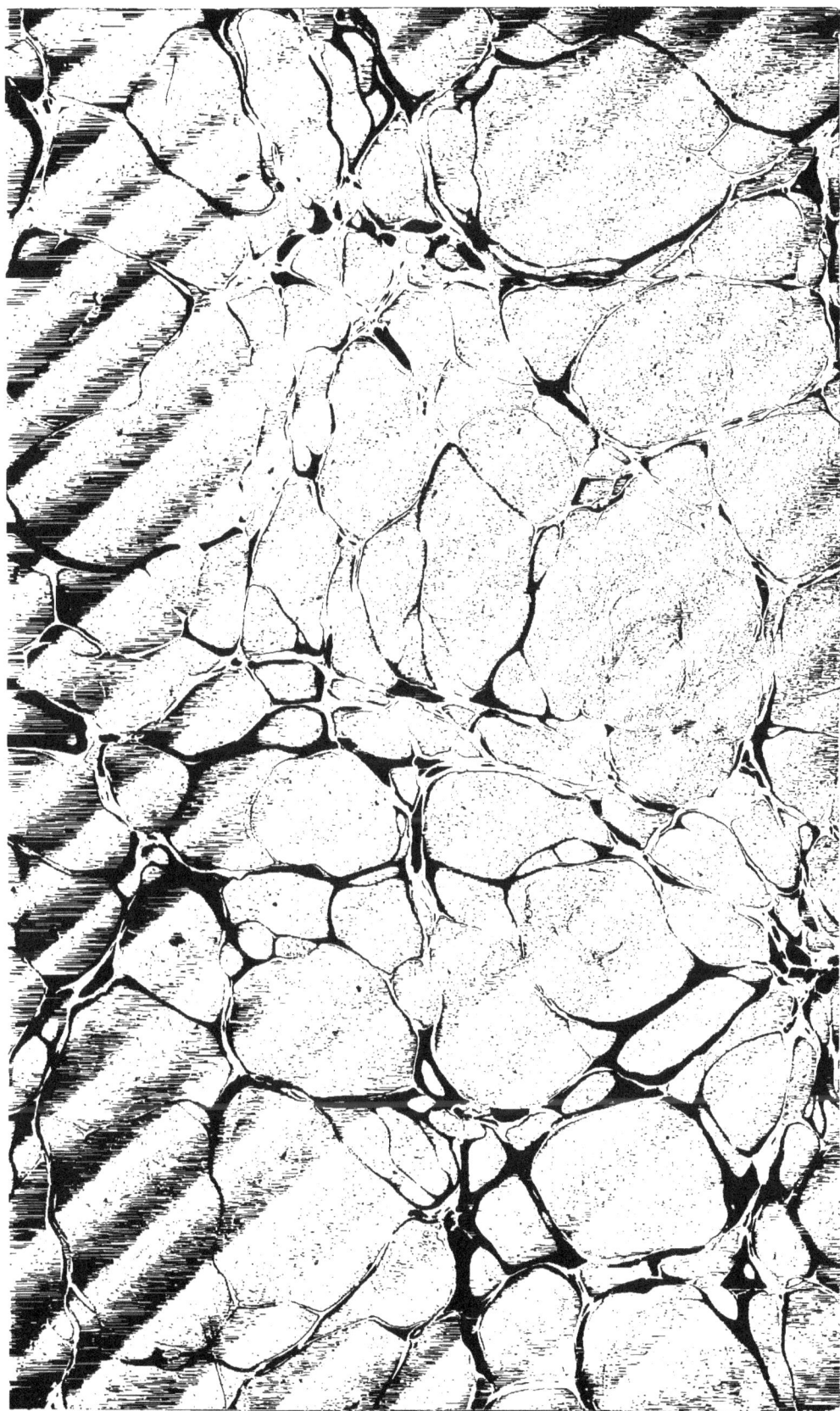

DES DROITS DE L'HYGIÈNE

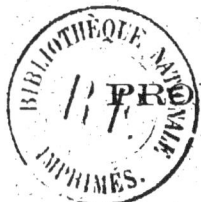

VIS-A-VIS DE LA

PROPRIÉTÉ BATIE

ET

Législation en vigueur en France et à l'Étranger.

PAR

P.-H. MILLAS

DOCTEUR EN MÉDECINE

PRÉPARATEUR DU COURS DE PATHOLOGIE EXTERNE

LICENCIÉ EN DROIT

TOULOUSE

IMPRIMERIE M. CLÉDER

28, RUE DE LA POMME, 28

—

1898

DES DROITS DE L'HYGIÈNE

VIS-A-VIS DE LA

PROPRIÉTÉ BATIE

—ET

Législation en vigueur en France et à l'Etranger.

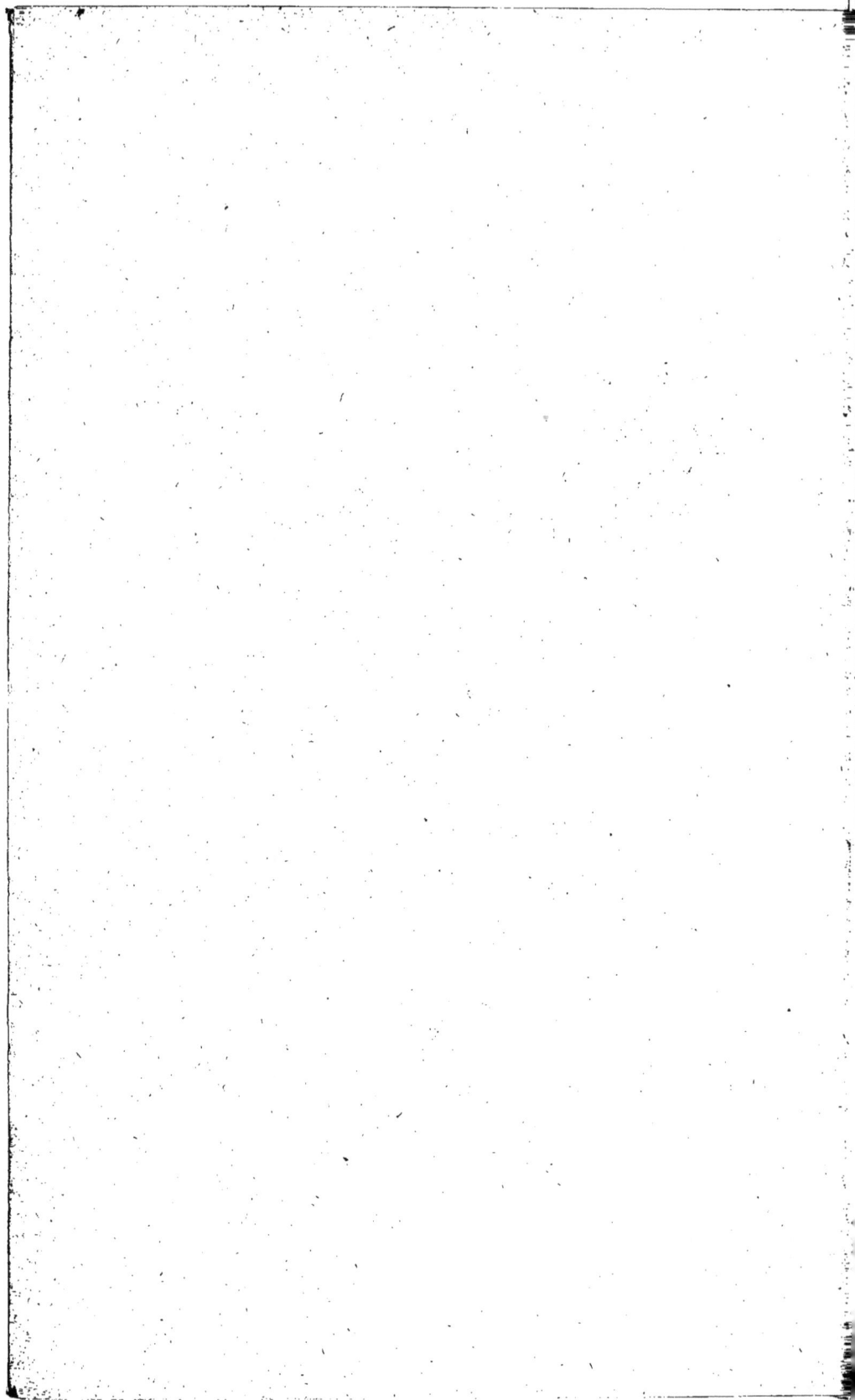

DES DROITS DE L'HYGIÈNE

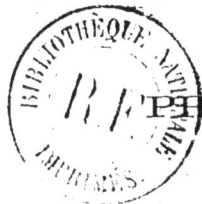

VIS-A-VIS DE LA

PROPRIÉTÉ BATIE

ET

Législation en vigueur en France et à l'Etranger.

PAR

P.-H. MILLAS

DOCTEUR EN MÉDECINE

PRÉPARATEUR DU COURS DE PATHOLOGIE EXTERNE

LICENCIÉ EN DROIT

———

TOULOUSE

IMPRIMERIE M. CLÉDER

28. RUE DE LA POMME, 28

—

1898

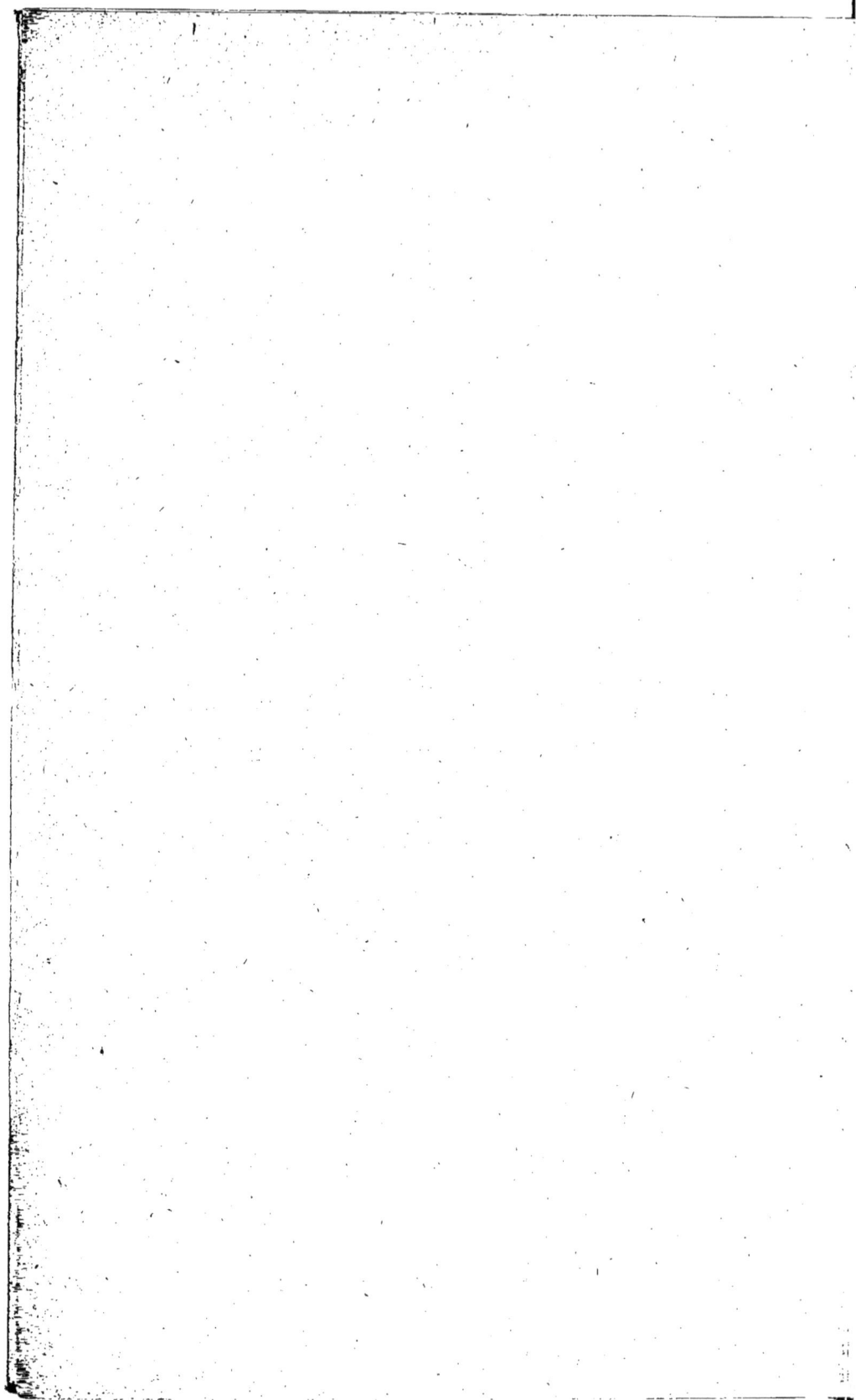

AVANT-PROPOS

La question que nous nous proposons d'étudier n'est certes pas nouvelle. Tous les hygiénistes, médecins ou non, ont indiqué, dans leurs ouvrages ou dans leurs articles de revues et de journaux d'hygiène, ce que devait être la maison salubre. Chacun a apporté son opinion, le résultat de ses expériences, de ses observations et a voulu contribuer à résoudre ce grand problème social : *l'hygiène de l'habitation,* dont la solution n'est pas encore parfaite.

En ce qui nous concerne, nous avons été frappé de voir dans quel état se trouvaient, aujourd'hui, les maisons que l'on habitait, le peu de souci que l'on avait des règles, même les plus élémentaires, de l'hygiène. Cette insouciance se rencontre partout : depuis les palais, les hôtels des gens riches jusqu'aux taudis et aux bouges les plus infects, dans lesquels se coudoient, pendant la journée entière, des malheureux tout couverts de vermine.

Aussi nous a-t-il paru intéressant de rapprocher, dans un seul travail, ce que nous devons entendre par *hygiène de l'habitation*, et quels sont les *règlements* qui la régissent.

Nous ne pouvons pas étudier la maison dans son entier, c'est-à-dire depuis le moment où le premier ouvrier donne le premier coup de pioche pour creuser le terrain qui recevra les fondations jusqu'à celui où la maison est terminée, prête à être habitée. Nous ne suivrons pas chaque corps d'état dans les attributions toutes spéciales qui lui sont dévolues, nous n'examinerons pas au fur et à mesure que les murs et les étages s'élèveront, la qualité des matériaux et des bois employés : ceci est plutôt l'affaire de l'architecte et de l'entrepreneur, bien que l'hygiéniste ne doive pas s'en désintéresser complètement ; mais le cadre dans lequel nous devons évoluer est trop restreint pour nous permettre un semblable travail.

Avant d'entreprendre cette tâche, nous tenons à adresser à tous nos maîtres l'expression de notre vive gratitude.

M. le Professeur Mossé a guidé nos premières études médicales ; nous avons suivi, en qualité de stagiaire et d'externe, ses intéressantes cliniques, ses leçons attachantes et instructives au lit du malade : nous lui exprimons l'assurance de notre entière reconnaissance.

M. le Docteur Maynard, qu'une loi rigoureuse a éloigné des hôpitaux, nous a fait connaître la chirurgie telle qu'elle doit être, précise dans toutes ses interventions et, aussi, heureuse dans ses résultats.

Nous lui adressons l'expression de notre respectueuse sympathie.

Nous remercions M. le Professeur Guiraud des conseils précieux et des indications utiles qu'il a bien voulu nous donner, dernièrement, à l'occasion du travail que nous présentons aujourd'hui.

M. le Docteur Maurel a bien droit à notre sincère et durable amitié. Dans plusieurs douloureuses circonstances, il a été pour nous un ami sûr et dévoué : ce sont là des souvenirs que l'on ne peut, que l'on ne doit jamais oublier. M. le Docteur Maurel n'a cessé de nous prodiguer les marques de sa sollicitude : il nous a inspiré le choix du sujet qui fait l'objet de notre thèse inaugurale et, à ces divers titres, nous l'assurons de notre bien affectueuse reconnaissance.

Que M. Emile Trélat, dont les savantes leçons, à l'Ecole spéciale d'architecture de Paris, ont contribué si puissamment à faire connaître les règles concernant l'hygiène de la maison, veuille bien agréer nos remerciements les meilleurs. Nous nous souviendrons, toujours avec un nouveau plaisir, du bienveillant accueil que nous trouvâmes tout dernièrement chez lui. Il a bien voulu nous faire part de ses idées personnelles sur de nombreuses questions intéressant tout particulièrement l'hygiène de l'habitation : nous le remercions et le prions de recevoir l'expression de notre respectueux souvenir.

Monsieur le Professeur Pénières a été pour nous plus qu'un maître : il a été un ami.

Depuis deux années que nous sommes son préparateur, il nous a toujours témoigné le plus bienveillant intérêt et encore, aujourd'hui, il veut bien nous
faire l'honneur d'accepter la présidence de notre
thèse : nous en sommes fier et reconnaissant à la fois.

INTRODUCTION

EXPOSITION DU SUJET

Les recherches de Pasteur et de son Ecole ont abouti à nous faire connaître l'existence de microorganismes, appelés *microbes*, spécifiques, pathogènes, spéciaux à certaines maladies déterminées.

Pasteur nous a fait l'histoire de ces infiniment petits, nous a indiqué les milieux favorables à leur existence, et, par suite, nous mettant en garde contre eux, il nous a ouvert la voie à l'évitabilité des maladies transmissibles.

Voilà le mal, nous dit-il, voilà contre certains bacilles le remède à employer lorsque vous êtes atteints. A vous de les éviter maintenant que vous les connaissez ; faites de la prophylaxie.

C'est ici qu'apparaît le rôle important de l'hygiène. *Hygiène*, mot très ancien, bien qu'il s'applique à une science qui paraît toute nouvelle. Ce nom est resté parce qu'il est beau et vrai, Hygie était la déesse de la santé.

La vieille hygiène s'occupait de la conservation de la santé, la nouvelle hygiène s'occupe de la conservation et de la préservation de la santé. La vieille hygiène procédait de l'empirisme; la nouvelle hygiène a une base autrement plus stable, celle que lui donne le résultat de l'expérience et de l'observation puisées à toutes les sciences. (Emile Trélat).

L'hygiène a existé de tous temps ; mais il faut arriver à nos jours pour en constater les étonnants bienfaits.

Aussitôt que l'homme a paru sur la terre, il a dû se mettre en garde contre ses ennemis du dehors et du dedans. On trouve des règles hygiéniques très importantes dans les livres de Moïse : Ablutions fréquentes, défense de se nourrir de la chair de certains animaux, l'isolement des malades atteints d'affections contagieuses, tout cela était nécessaire pour éviter aux Hébreux les épidémies et les maladies multiples qui les auraient frappés.

Le Lévitique, dit J. Rochard, contient le premier code d'hygiène publique qui ait été formulé. C'est un monument de sagesse et de prévoyance ; ses prescriptions, basées sur des notions très justes, s'adaptaient fort bien au climat et à la vie nomade du peuple auquel elles s'adressaient.

Un des maîtres d'Hippocrate, Hérodicus, appliquait le régime au traitement des gens faibles, et il réussissait si bien que Platon, dans sa *République,* lui faisait presqu'un crime d'avoir prolongé ainsi les jours d'un grand nombre d'infirmes ou de personnes que leur santé délicate rendait inutiles à la Patrie.

Dans son traité des *Airs, des Eaux et des Lieux,* dans le livre des *Epidémies,* Hippocrate laisse des préceptes qui peuvent composer un cours d'hygiène.

Dans la partie de son *Traité de Médecine,* consacrée à l'hygiène, Celse a donné des conseils que l'on suit encore aujourd'hui.

Galien a aussi formulé quelques préceptes d'une vérité surprenante.

Depuis ce moment, l'hygiène n'a plus fait de progrès ; tous les auteurs s'inspirant des règles laissées par Hérodicus, Hippocrate, Celse et Galien, aucun travail original et utile n'a été écrit.

Au Moyen-Age, l'hygiène n'était encore qu'à l'état embryonnaire.

Des processions quotidiennes dans les rues, l'augmentation des jours de fête, l'édification d'églises furent les mesures que l'on prit contre la peste au VI⁰ siècle. On n'avait aucune conception vraie de la maladie qui fit de grands ravages.

A l'influence néfaste de Saturne fut attribuée l'épidémie de petite vérole qui sévit lors de l'invasion de l'Espagne par les Maures; la contagion n'était pas admise.

Au XI⁰ siècle, la peste noire apparaît, elle ravage l'Europe entière et fait des millions de victimes. La République de Venise, moins superstitieuse que les autres Etats, ne céda pas aux théories sans consistance du reste de l'Europe, qui voyait, dans cette épidémie, une vengeance céleste. Elle travailla, chercha à arrêter les progrès tous les jours grandissants du terrible fléau et chargea des inspecteurs spéciaux de constater les décès, de s'enquérir des causes qui les avaient occasionnés et de proposer des mesures destinées à éteindre l'épidémie; on peut voir, dans ce fait, la création du premier Conseil d'hygiène.

A une seconde invasion de la peste, l'empereur Sigismond assembla les principaux médecins de son temps pour prendre des mesures utiles contre le fléau. Ce collège de santé, ou, à plus proprement parler, « *Collège de la Peste,* » comme on le nomma, fonctionna pendant quelques années sans rendre de bien signalés services; en 1762 seulement, il fut complété, organisé définitivement et put édicter des règlements en rapport avec les connaissances hygiéniques du moment.

Dès lors, l'hygiène progressa; mais il faut arriver à notre époque, à Pasteur, pour être complètement fixé sur la valeur réelle des miasmes, des contages d'autrefois.

« Ce ne sont plus des êtres moraux, mystérieux, insaisissables, indéfinissables, ils ont pris corps, ils sont devenus des êtres réels, morphologiquement définis, qu'on isole, qu'on cultive, qu'on domestique même au point de les transformer en agents vaccinants et curateurs et même, pour les agents d'un certain nombre de maladies transmissibles, une déduction logique permet par analogie d'affirmer leur existence, d'établir les conditions biologiques ou physiques, soit favorables à leur développement, soit au contraire susceptibles de les détruire ou simplement de les atténuer, bien que les plus forts grossissements n'aient pu nous faire connaître leur morphologie (1). »

Aujourd'hui, nous sommes sortis de nos hésitations, de nos incertitudes, nous comprenons l'étiologie des maladies, leur marche, leurs effets, leurs terminaisons.

« Tout est caché, dit Pasteur, obscur et matière à discussion quand on ignore les causes des phénomènes ; tout est clarté quand on les connaît. »

Quel est donc le but vers lequel doivent tendre tous nos efforts ?

Si nous jetons les yeux sur les statistiques établies dans tous les pays, nous sommes frappé de la moyenne peu élevée de la vie humaine. Si nous examinons plus attentivement ces mêmes statistiques, nous remarquons que le taux des décès par maladies infectieuses, par maladies contagieuses, tient une place énorme dans la totalité des décès.

Mais que sont ces maladies infectieuses, contagieuses, sinon celles que Pasteur et son école nous ont désignées comme étant essentiellement évitables. Nous devons, par conséquent, nous efforcer à lutter contre elles, à les terrasser et si possible à les faire disparaître de la liste des

(1) Paul Langlois. — *Précis d'hygiène publique et privée,*

maladies ordinaires, des maladies communes, des maladies dont on meurt.

Les moyens que nous avons en notre pouvoir constituent deux parties dans l'hygiène générale :

1° L'hygiène des régimes ;

2° L'hygiène des milieux.

Nous laisserons de côté la première et nous étudierons la deuxième, à laquelle nous pouvons, d'ores et déjà, donner le nom de *salubrité*.

L'homme a besoin d'être protégé contre les intempéries, contre toutes les perturbations de l'atmosphère qui peuvent porter atteinte à l'intégrité de ses organes, de son organisme. Pour cela, il a construit des abris qui le protègeront, il a élevé la maison.

En faisant sa maison, il y met un peu de lui-même. Mais avec le temps, la maison fait l'homme aussi, par le pli particulier qu'elle imprime à sa vie quotidienne. L'habitation est le miroir qui reproduit fidèlement la physionomie de l'habitant.

Une maison construite dans de mauvaises conditions de salubrité, surpeuplée et, avec cela, mal tenue, sera le foyer d'une épidémie, d'une infection qui atteindra bientôt toutes les maisons voisines pour peu que la maladie ne trouve pas dans ces dernières un milieu défavorable à son évolution. C'est ainsi que naissent les épidémies de maison, qui se propagent au quartier et, de proche en proche, arrivent à atteindre la ville tout entière.

La maison, qui est le deuxième vêtement de l'homme, qui l'enveloppe, dans laquelle il naît, respire, se développe, vit enfin, doit lui offrir, sinon tout le confort désirable, du moins l'assurance d'une vie tranquille, à l'abri de toute maladie infectieuse ou contagieuse, d'un milieu convenable dans lequel son organisme puisse vivre toute sa vie et cela sans qu'un accident vienne l'abréger.

Rendre la maison salubre, tel doit être le souci de tous les hygiénistes.

Mais pour la rendre salubre, pour y apporter toutes les modifications que l'hygiène réclame, il nous faut connaître tout d'abord quels sont les éléments qui entrent en ligne pour constituer la salubrité d'une maison.

Ces éléments sont : une *aération*, une *ventilation*, un *chauffage* convenables, une *bonne alimentation en eau*, une *rapide évacuation des matières usées*.

Que le désir de nous mettre à l'abri de toute infection n'arrive pas jusqu'à l'excès. On peut habiter, sans crainte, une maison convenablement aménagée, et il est inutile d'imiter certain bactériologiste (1) qui a fait construire à Yokohama une maison d'expérience toute en verre, dans laquelle l'air arrive par une canalisation qui le prend à une grande distance de la maison, qui filtre, avant de pénétrer, à travers des couches de coton et arrive privé d'humidité. Les portes sont disposées de façon à ne permettre l'entrée qu'à une personne et, seul, l'air qu'elle porte dans ses vêtements peut s'introduire. Malgré ces précautions et la propreté des murs et des planchers, que l'on obtient par de nombreux lavages antiseptiques, quelques microbes pénètrent; mais ils trouvent là un milieu défavorable à leur évolution : ce qui le prouve, c'est que le lait et le beurre y peuvent rester assez longtemps sans s'aigrir.

Aération, Ventilation, Eclairage, Chauffage, Alimentation en eau, évacuation rapide des déchets, telles sont les différentes questions que nous allons essayer de résoudre, sans nous occuper de la maison en tant que construction : c'est là, nous l'avons dit déjà, le travail de l'architecte et de l'entrepreneur, travail qui ne doit ce-

(1) Dr W, Van der Heyden,

pendant être fait sans les conseils et la surveillance de l'hygiéniste ; mais nous devons nous restreindre.

Toutefois, avant de passer à l'étude de ces divers éléments, nous devons dire quelques mots du rôle de l'hygiène publique dans ses rapports avec l'hygiène des milieux : C'est la législation sanitaire que nous nous proposons aussi d'examiner.

L'hygiène personnelle, bien entendue, si utile à l'homme, ne saurait lui être imposée par une loi. Il en est de même pour certaines modifications qu'il devra apporter aux choses qui l'entourent. On ne pourra obliger un propriétaire qui fait construire à avoir des ouvertures d'une dimension précise, à donner à ses chambres une superficie déterminée (1), à employer un système de chauffage ou d'éclairage de préférence à tout autre : Ce sont là des conseils qu'il appartient à l'architecte, qui, nous le verrons en son temps, devrait avoir non seulement des notions générales sur l'hygiène, mais des connaissances très approfondies sur tout ce qui touche à la salubrité, à l'hygiène de la construction, de donner au propriétaire.

Mais l'on comprend facilement aussi que l'individu qui voudra apporter à sa maison les modifications hygiéniques qu'on lui demandera, ne saura, pour certaines d'entre elles, se diriger, si une réglementation précise n'intervient pour l'aider.

Cela encore n'est pas suffisant ; étant donné que la liberté d'un individu, a, comme limite, la liberté, égale à la sienne, de son voisin, il s'ensuit que le droit du premier ne pourra empiéter sur le droit du second, sans diminuer le droit de ce dernier, sans porter atteinte à sa liberté.

Celui-ci aura le pouvoir d'intenter une action à celui là.

(1) Exception pour les logements en garni.

Pour obvier à tout cela, l'autorité supérieure doit réglementer la liberté de chacun ; une loi s'impose.

Mais, partant de ce principe de la liberté individuelle inviolable, on a objecté que, si l'autorité avait, en main, une loi qui obligeât les propriétaires à faire disparaître les causes d'insalubrité inhérentes à leurs propriétés, elle porterait atteinte à cette propriété, à cette liberté.

Pas de loi, clame-t-on ; mais des conseils, des instructions qui propagent, dans la population, les connaissances hygiéniques.

A ceux-là, on pourra leur répondre, se basant sur ce même principe qui fait naître la discussion : Une épidémie sévit dans une maison reconnue insalubre, elle menace de s'étendre aux maisons voisines ; laisserez-vous subsister, sans le modifier utilement, car ce serait porter atteinte à la propriété, ce foyer d'infection ? Evidemment non ; car le propriétaire de la maison insalubre a causé un dommage aux voisins qui sont atteints par l'épidémie, et ce dommage, il n'a pas le droit de le causer, car la vie d'autrui, qui est la première de toutes les propriétés, ne lui appartient pas.

« Ni le Gouvernement par la loi de 1807, ni les Préfets, ni les Maires par celle de 1884, ni les Conseils municipaux par celle de 1850 ne sont armés de pouvoirs suffisants pour entreprendre l'œuvre, dont la nécessité et l'urgence éclatent, de l'assainissement de la France. Ceux que la loi leur accorde, déjà si restreints, sont réduits encore par la jurisprudence, car celle-ci s'est toujours montrée plus soucieuse de défendre la propriété, qui est le lot du moindre nombre, que de protéger la santé publique, à la sauvegarde de laquelle la société tout entière, et plus particulièrement les pauvres et les faibles sont intéressés.

» Il semble que partout, mais surtout dans une démocratie, c'est l'inverse qui devrait se produire, et que, suivant une excellente formule rappelée par M. A.-J. Martin : « La propriété doit être sacrifiée dans toute la mesure, mais seulement dans la mesure strictement nécessaire à la salubrité » (1).

» Pour que l'autorité puisse prendre en main la défense de la salubrité, pour qu'elle puisse s'opposer à la propagation des maladies transmissibles, pour qu'elle puisse rendre le sol de la France réfractaire aux maladies pestilentielles, il faut une loi. » (2)

La France, qui a donné l'impulsion depuis vingt ans, qui a créé un mouvement hygiénique important, s'est laissé distancer par les autres nations voisines.

Nous examinerons, dans un chapitre spécial, la législation sanitaire en Angleterre, en Allemagne, aux Etats-Unis. Dans ces pays, on a établi des règlements sanitaires, qui déterminent d'une manière autoritaire toutes les conditions dans lesquelles l'habitation doit être construite : c'est aller un peu trop loin.

Mais aussi, grâce à ces mesures sévères, on a vu le taux moyen de la mortalité baisser dans de très grandes proportions. Et, pour n'en citer qu'un exemple, c'est ainsi que pour les 46 années comprises entre 1838 et 1883, ce taux moyen de la mortalité est représenté par le nombre 20,2 par 1000 habitants, et que pour l'année 1894, on trouve seulement le nombre 14,2 par 1000 habitants, d'où une diminution de 6 par 1000 âmes.

Nous passerons ensuite rapidement en revue l'état actuel de la législation en Belgique, en Italie, et nous étudierons à quel point en est la question en France ; nous chercherons le moyen le meilleur pour arriver à

---

(1) En 1850, pendant la discussion de la loi sur les logements insalubres, J.-B. Dumas s'écria : « Avant tout, nous voulons le respect de la propriété ».

(2) Encyclopédie d'hygiène et de médecine publique. — (Hygiène administrative), M. Monod.

faire de notre pays, que la nature a déjà si bien doté, le pays de la vie prospère et florissante.

Les lois que l'Administration aura en main ne blesseront aucune susceptibilité, elles ne nuiront à personne, il ne les faut pas draconiennes.

C'est dans ce sens que, le 14 janvier 1889, M. Léon Bourgeois, alors sous-secrétaire d'Etat au ministère de l'intérieur, terminait son remarquable discours, à la séance d'inauguration du Conseil d'hygiène qu'il présidait.

« Agir sans nuire, tel est, suivant le mot de Turgot, le domaine de cette liberté « qui ne peut être restreinte que par des lois tyranniques ». Messieurs, les mesures, à la préparation desquelles nous vous demandons de prêter le concours de votre expérience et de votre autorité, ne seront jamais tyranniques ; elles seront conformes à la justice, car elles ne seront appliquées à un citoyen que dans la mesure où elles seront nécessaires pour défendre contre lui la santé et la vie des autres citoyens. Elles seront conformes aux principes de notre démocratie républicaine, car elles profiteront, avant tout, aux petits, aux faibles et aux malheureux ; elles répondront enfin aux nécessités du patriotisme, car elles auront pour but et pour effet, de conserver et d'accroître ce capital humain, dont la moindre parcelle ne peut être perdue sans une atteinte à la sécurité nationale et à la grandeur de la Patrie » (1).

(1) *Journal Officiel* du 15 janvier 1889. Discours prononcé par M. Léon Bourgeois.

DIVISION DU SUJET

Nous avons divisé notre travail en deux parties :

PREMIÈRE PARTIE

Nous étudierons dans un *Premier Chapitre :* l'Aération, la Ventilation, l'Eclairage et le Chauffage de la maison.

Pour la question du Chauffage, nous ne décrirons pas en entier les divers appareils que nous passerons en revue, nous nous contenterons d'indiquer ceux qui nous paraissent les meilleurs au point de vue de l'hygiène personnelle et de la salubrité de la maison.

L'Alimentation en Eau fera l'objet d'un *Deuxième Chapitre.* Nous examinerons la théorie hydrique des maladies infectieuses et contagieuses et, en particulier, de la fièvre typhoïde.

Nous chercherons le moyen le meilleur pour appliquer à la Ville de Toulouse les résultats des observations et des expériences tentées dans certaines villes de notre territoire pour la distribution des eaux de rivière et des eaux de sources.

L'étude du Water-Closet et de l'Évacuation des Déchets (eaux ménagères, eaux pluviales, matières excrémentielles) hors de la maison, sera faite dans un *Troisième Chapitre.*

. Nous dénoncerons le danger des fosses fixes, l'infection des puisards, des puits, de la nappe souterraine. Nous examinerons la question du **Tout à l'Égout** pour les villes dans lesquelles il peut être établi ; nous en montrerons les avantages et indiquerons l'amélioration produite par son établissement dans l'état sanitaire de certaines villes françaises et étrangères.

- L'utilisation des eaux d'égouts sera rapidement traitée.

Nous ferons connaître l'état sanitaire de la Ville de Toulouse, nous dirons dans quelle proportion il pourrait s'améliorer, si l'Administration pouvait faire exécuter les travaux urgents d'assainissement que réclame notre Cité.

DEUXIÈME PARTIE

Dans un *Premier Chapitre*, nous étudierons l'**Administration Sanitaire en France** et la **Législation** qui, dans notre pays, règlemente l'hygiène de la propriété bâtie.

Nous étudierons, dans un *Deuxième Chapitre*, l'**Administration et la Législation Sanitaires** actuelles en Allemagne, aux Etats-Unis, en Belgique, en Italie, en Angleterre, et nous les comparerons à l'administration et à la législation sanitaires aujourd'hui en vigueur en France.

Nos **Conclusions** formeront un *Troisième et dernier chapitre*.

Nous essayerons de montrer l'insuffisance de notre règlementation et d'indiquer les modifications utiles qu'on pourrait lui apporter sans imposer de loi draconienne et d'une application difficile, sinon impossible.

PREMIÈRE PARTIE

PREMIÈRE PARTIE

CHAPITRE PREMIER

Un milieu est salubre lorsqu'il donne à l'individu qui l'habite : de l'air, de la lumière, une température appropriée aux exigences physiologiques du corps, de l'eau pure en abondance et un sol perméable.

L'*air*, la *lumière,* la *chaleur,* l'*eau*, le *sol* sont les grands facteurs de la salubrité. (E. Trélat.)

Mais ces grands facteurs de la salubrité que nous donne la Nature subissent des modifications.

L'air, chaud l'été, devient froid l'hiver ; il est vicié à chaque minute, soit par les odeurs de la rue ou de la maison, soit par l'individu lui-même pendant le phénomène de la respiration ; le soleil qui nous éclaire et nous réchauffe disparaît pendant un certain temps : l'eau, si utile pour l'alimentation, est facilement polluée ; le sol, sur lequel sont élevées les maisons, n'est pas partout d'une même composition : sain en certains endroits, il est malsain en d'autres.

C'est à corriger ces imperfections que nous devons nous appliquer.

I. — Aération et Ventilation.

L' « inspiration » et l' « expiration » constituent les deux temps d'un même acte : la « respiration. »

L'homme respire : il introduit, pendant l'inspiration, de l'air dans ses poumons; pendant l'expiration, il le rejette au dehors. L'air lui est donc utile ; c'est par lui que l'homme vit, que son sang se régénère en lui empruntant l'oxygène qu'il contient pour se transformer de sang veineux ou sang usé, impropre à la vie, en sang rouge, sang artériel, essentiellement vivifiant.

Mais si l'air a cédé au sang une partie de lui-même, le sang lui a donné, en retour, de l'acide carbonique et de la vapeur d'eau. Ce sont des éléments inutiles, impropres, nuisibles.

Les poumons réclament donc de l'air pur et rejettent l'air vicié. Si nous examinons la composition de l'air inspiré et de l'air expiré, nous trouvons :

	Air inspiré.	Air expiré.
Oxygène.........	20,9	15,4
Azote...........	70,1	79,3
Acide carbonique.	2 ou 3 dix-millièmes...	4,3

L'air expiré est, en outre, saturé de vapeur d'eau.

Il s'ensuit que l'air pur éprouve une perte très marquée en oxygène, tandis qu'il gagne légèrement en azote et d'une manière très sensible en acide carbonique. On comprend qu'il est nuisible de respirer de l'air vicié, et qu'il faut, pour que la fonction respiratoire se maintienne dans son utile intégrité, que les poumons reçoivent le plus possible de l'air normal.

Ceci n'arriverait pas s'il n'existait dans l'air qui nous entoure, des courants. Le vent brasse ensemble les diverses couches d'air, et nous rapporte, à chaque inspiration, de l'air assaini ; mais le vent n'est pas nécessaire. Lorsque nous sommes immobiles, et que nous respirons librement, nous sommes enveloppés d'une zone, d'un matelas d'air tiède, produit par la chaleur que dégage toute la surface de notre corps, par l'air chaud que nous expirons. Or, l'air chaud est plus léger que l'air froid ; par conséquent, il se forme un courant de bas en haut, courant ascendant, continu, qui éloigne de nous les produits nuisibles expirés et nous apporte de l'air plus froid, de l'air sain.

Voilà ce qui se passe au grand air, à la campagne.

Mais nous perdons tout le bénéfice de la vie en plein air lorsque nous nous abritons : les conditions de salubrité diminuent ; si nous nous enfermons, elles disparaissent, et, si l'espace dans lequel nous sommes est complètement fermé, la vie cesse rapidement.

On a beaucoup discuté pour savoir si dans l'air confiné on meurt par défaut d' « oxygène » ou excès d' « acide carbonique ». D'après Paul Bert, si on fait respirer un animal dans un espace clos confiné, où l'on fait disparaître l'acide carbonique, au fur et à mesure, l'asphyxie a lieu par défaut d'oxygène et elle survient quand la proportion de ce gaz tombe à 2 % pour les mammifères, à 3 ou 4 % pour les oiseaux. Si un seul animal respire dans un milieu où on renouvelle continuellement l'oxygène, sans enlever l'acide carbonique, il meurt bientôt ; c'est que la tension de l'acide carbonique dans l'air extérieur, empêche le dégagement de l'acide carbonique du sang. On concluera que l'animal qui respire dans un espace fermé, meurt par excès d'acide carbonique en même temps que par défaut d'oxygène.

Il en est de même pour l'homme et on peut ajouter qu'il corrompt lui-même l'air qu'il respire et qu'il meurt de cette corruption, non seulement parce qu'il existe dans l'espace qu'il occupe un excès d'CO_2 et un manque d'O. ; mais aussi, parce qu'il produit des substances toxiques qu'il répand dans l'atmosphère par les vapeurs exhalées. *Our own breath is our greatest enemy.*

On peut, en effet, l'expérimenter sur un animal que l'on enferme dans un espace clos ; on remplace l'oxygène au fur et à mesure qu'il est consommé et on éloigne l'acide carbonique produit ; l'animal cependant meurt et cette mort survient sous l'influence des miasmes déposés dans l'atmosphère par les vapeurs exhalées (M. Gavaret).

De là, le besoin urgent de distribuer dans les chambres de l'air pur qui remplace l'air vicié par la respiration ; mais ceci nous amène à parler du cube d'air propre à assurer, sans la modifier, une respiration saine et utile.

Le « Cubic Space » (cube d'air, volume d'air) est la somme de l'espace d'air qui est alloué à chaque personne dans la chambre qu'elle est appelée à occuper pour une vie journalière normale.

Etant donné ce que nous avons dit plus haut, sur l'utilité absolue d'avoir un air pur et sur la rapidité avec laquelle cet air est vicié, il est de toute nécessité que l'espace d'air alloué à chaque personne soit suffisant : il ne faut pas, comme malheureusement on a une tendance trop marquée à le faire, soit dans un but de lucre, soit par suite d'une insouciance ou d'une négligence coupable, entasser dans les maisons insalubres, ou plutôt dans des pièces exiguës, un nombre d'individus bien supérieur au cube d'air que ces pièces renferment.

Il ne nous paraît pas nécessaire de détailler les calculs qui ont servi de base pour établir d'une manière précise la quantité d'air à introduire dans une chambre pour y maintenir l'air à respirer à un degré normal de pureté. Nous devons cependant dire que d'après ces calculs on exige l'introduction de 3,000 pieds cubes (1) d'air frais par heure dans une chambre, pour chaque occupant.

Si l'on place un individu dans une chambre où l'air n'est pas renouvelé, le temps qu'il faudra pour que l'air respirable arrive à son état d'impureté, dépend de la capacité de la chambre ; c'est ce qu'on nomme le cube d'air respirable de la chambre.

La table suivante, que nous empruntons à sir Douglas Galton (2), fait connaître la durée de temps nécessaire pour atteindre cet état d'impureté :

Un homme dans	10.000 pieds cubes	3 h. 20'
—	5.000 —	1 40'
—	1.000 —	» 20'
—	600 —	» 12'
—	200 —	» 4'
—	50 —	» 1'
—	30 —	» »' 36"

Lorsqu'on introduit de l'air frais dans une chambre pour modifier l'air vicié qu'elle renferme, la quantité à y introduire est presque identiquement la même pour une grande que pour une petite. Le cube d'air d'une chambre est un point très important à considérer quand on doit déterminer le nombre d'individus destinés à séjourner dans cette chambre.

Dans les pièces où l'on se tient ordinairement, tant pour la journée que pour y passer la nuit, on a reconnu que pour chaque personne il était nécessaire d'avoir 600 pieds cubes (3), c'est-à-dire une chambre de 10 pieds de long,

(1) Le « Cubic foot » a 28^{dm3}, 316 ; le pied anglais (foot) correspond à 30^{cm} 48.

(2) Leçon faite au Sanitary Institute sur la ventilation et la mesure d'air respirable (Cubic space.) Sir Douglas Galton.

(3) 600 pieds cubes équivalent à 16 mètres cubes.

10 pieds de haut et 6 pieds de large. On a diminué, dans les dortoirs des *Workhouses,* cette quantité de la moitié, elle n'est donc plus que de 300 pieds cubes, qui correspondent à un espace de 4 pieds sur 7 pieds 6 pouces et 10 pieds de haut. (1)

On peut juger maintenant de l'influence considérable du logement sur la santé, sur la vie humaine.

Ce n'est pas dans les quartiers riches des villes que nous trouverons un surpeuplement nuisible, c'est dans les vieux quartiers sombres, aux rues étroites, aux maisons basses, d'un extérieur sale et misérable.

De ces intérieurs sortent des scrofuleux, des rachitiques, des anémiques au plus haut degré ; l'encombrement, cependant, n'est pas le seul facteur de la léthalité, et, la misère entre pour une grande part dans le taux élevé de cette léthalité ; mais il est certain que l'habitation en commun agit funestement sur la santé.

Ces individus, ces familles de 4 ou 5 personnes qui s'étouffent dans deux ou trois chambres noires sans air sont malheureuses, et plus elles seront malheureuses, plus elles chercheront à diminuer leurs dépenses et cela aux dépens même de leur vie.

Une famille de 4 personnes se contentera d'une pièce qui servira à la fois de chambre à coucher et de cuisine.

A Paris, on trouve que sur 100 familles de quatre personnes, il y en a 10 qui s'entassent dans une seule pièce. A Berlin, il n'y en a que cinq ; mais si on établit pour Paris et pour Berlin le pour cent des familles de 4 personnes logées à l'étroit, on trouve qu'il est sensiblement le même dans les deux capitales ; 39 % à Paris, 41 % à Berlin.

(1) Sir Douglas Galton, loco citato,

Le taux de la mortalité ne peut qu'être très élevé, et si nous consultons la statistique de la ville de Budapesth, dressée par M. Joseph Karösi (1), nous voyons que la mortalité, par suite de maladies infectieuses, est de 43 % plus élevée dans les logements encombrés que dans les autres.

La proportion pour la petite vérole est de 250 % ; pour la coqueluche, de 100 % ; pour la diphtérie, de 24 %.

L'ordonnance du 25 octobre 1883, concernant les logements en garni, porte dans l'art. 11, que :

« Le nombre des locataires qui pourront être reçus dans chaque chambre, sera proportionnel au volume d'air qu'elle contiendra. Ce volume ne sera jamais inférieur à 14 mètres cubes par personne. La hauteur sous plafond ne devra pas être inférieure à 2^{m}50 ».

Et dans l'art. 13 :

« Les chambrées, c'est-à-dire les chambres qui contiennent plus de 4 locataires, devront être pourvues d'une cheminée ou tout autre moyen d'aération permanente ».

Cette ordonnance a réalisé un progrès considérable, car elle a été suivie de la création d'un service d'inspecteurs, architectes et médecins, qui, du 25 juillet 1883 à la fin de 1884, ont visité, au point de vue sanitaire, 8000 immeubles livrés en totalité ou en partie à la location en garni à Paris. Deux ou trois visites ont été souvent nécessaires pour assurer l'exécution des mesures d'assainissement prescrites. Le service d'inspection sanitaire des garnis est arrivé à réaliser, dans ces logements, des améliorations notables.

L'aération d'une maison, d'une chambre, ne peut se faire que par l'introduction d'une nouvelle quantité d'air pur; mais le mot introduction établit qu'il y a un dépla-

_____

(1) Directeur du bureau de statistique de Budapesth,

cement et par suite un mouvement dans l'air. C'est ce qui constitue la **ventilation**.

Pour qu'un espace soit bien aéré, il faut naturellement une ventilation convenable.

L'aération et la ventilation sont donc deux choses connexes, intimement unies l'une à l'autre.

Le meilleur moyen d'aérer un espace est de permettre à l'air extérieur d'entrer sans difficulté aucune dans cet espace, de pénétrer tous les recoins pour y poursuivre utilement l'air vicié qu'il est chargé de remplacer.

La porte et la fenêtre sont les deux ouvertures essentielles que doit offrir une pièce à l'entrée de l'air. Elles doivent s'opposer suivant le plus grand diamètre de l'espace. En s'ouvrant simultanément, l'air pénètrera par un côté et sortira par l'autre, formant un violent courant, une véritable *chasse*. Quand on veut aérer une pièce, il ne suffit pas seulement de chasser l'air qui a déjà été utilisé, il faut que cette chasse persiste assez longtemps pour permettre à chaque molécule d'air nouveau de prendre la place des molécules d'air vicié fixées contre les parois, contre les murs. C'est ainsi que l'on aura aéré convenablement la pièce et que l'on pourra alors respirer un air utile, un air sain.

Mais il est des moments pendant lesquels on ne peut permettre à l'air de produire cette rapide aération, soit à cause de perturbations dans l'état atmosphérique, soit à cause de la présence d'un malade, soit enfin pendant le repos de la nuit.

Cependant, l'air doit se renouveler sans cesse, mais ce changement doit s'opérer imperceptiblement, afin d'éviter d'agir d'une manière funeste sur les personnes présentes.

Les portes, les fenêtres, les cheminées se chargeront de ce travail, car il n'est pas une chambre que les ouvertures ferment assez hermétiquement pour empêcher l'accès de l'air. La cheminée produira l'appel, et l'air, venant des espaces laissés libres sous les portes et sous les fenêtres, après avoir baigné l'espace qu'il traverse, ressort par la cheminée emportant, avec lui, le produit des exhalaisons et des transpirations. Il faut, pour que le courant se produise dans le sens indiqué, que la cheminée contienne du feu.

Le courant d'air se produira toujours lorsqu'il y aura, entre deux milieux, une différence de température. Le sens du courant pourra varier plusieurs fois dans le jour, suivant que la température de notre appartement sera ou plus élevée ou plus basse que celle de l'extérieur. Il n'y a donc pas de règle absolue, le courant pouvant être ascendant, descendant ou horizontal, subissant, en un mot, l'influence des milieux.

Bien que le renouvellement de l'air se fasse d'une manière continue, par les portes, les fenêtres et les cheminées, nous devons ajouter qu'il n'est pas suffisant.

Tout le monde connaît l'impression désagréable qu'éprouve notre odorat lorsqu'on pénètre le matin dans une chambre où une personne a couché. C'est là ce que les Anglais appellent le « *Nose teast*, » qui, mieux que tout instrument, nous indique la pureté de l'air; on ressent aussi une véritable gêne dans la respiration.

Le courant imperceptible qui va de la porte, de la fenêtre à la cheminée, ou inversement, est donc insuffisant pour permettre à l'air vicié de s'échapper au dehors, au fur et à mesure de sa viciation.

Que se produit-il alors et dans quelles conditions nous trouvons-nous ?

L'air que nous inspirons est froid, nous l'expirons chaud à la température de notre corps, soit 37° environ. L'air de la pièce dans laquelle nous sommes est, ordinairement, à 18° ou 20° ; par conséquent, l'air expiré a une

tendance à monter, à gagner la partie la plus haute de
l'espace qui nous enclôt, la respiration continuant, cet
air que nous expirons monte sans cesse, et son poids et sa
dilatation facilitent vers nous la progression de l'air plus
froid dont il prend la place. Mais l'air que nous expirons
a perdu de son oxygène ; il s'accompagne aussi de l'air
chauffé à notre peau et qui est chargé de molécules nui-
suibles. Il arrive donc qu'au plafond de la pièce que nous
occupons, se trouve une zone d'air vicié, zone qui aug-
mente progressivement et que l'air qui vient de la porte
et de la fenêtre, rasant le sol jusqu'à la cheminée, est
incapable à emporter.

Nous estimons qu'il est nécessaire de favoriser et faciliter l'évacuation de cet air vicié au moyen d'ouvertures
placées au niveau de la partie la plus élevée de la pièce
près du plafond et de la partie la plus basse, au ras du
plancher (et cela, si possible, des deux côtés opposés de
la pièce), faisant communiquer l'intérieur avec l'extérieur. On aurait ainsi le double avantage de permettre
à l'air chaud et impropre que nous avons expiré, de s'é-
vacuer au dehors par ces orifices, de rentrer dans la pièce
par ces mêmes ouvertures, suivant le sens des courants
et d'assurer une ventilation plus utile et plus énergique.
On aurait, en effet, en plus de l'appel exercé par la cheminée, un deuxième appel exercé par les orifices supérieur et inférieur, de telle sorte que l'air, venant de la
porte et de la fenêtre, serait sollicité par deux courants :
un premier de la porte ou de la fenêtre vers la cheminée
ou les ouvertures inférieures, et un deuxième, d'une
utilité incontestable, de cette même porte ou fenêtre vers
les orifices supérieurs, brassant, dans son mouvement ascendant, l'air qui a déjà servi et le chassant vers l'extérieur.

Ce renouvellement de l'air serait aidé par les deux
baies supérieures et inférieures dont les courants horizon-

taux complèteraient efficacement l'action des courants ascendants. (1)

Tel est, avec l'ouverture opportune des portes et des fenêtres, ce qui nous paraît constituer l'aération et la ventilation la plus convenable et la meilleure, car elle est aussi la plus simple.

Elle porte le nom de ventilation naturelle, en opposition avec la ventilation artificielle, possédant des appareils plus ou moins ingénieux ; ils provoquent un déplacement d'air beaucoup plus considérable, qui nous semble mieux indiqué pour les lieux renfermant un très grand nombre de personnes et où les divers systèmes d'éclairage employés en excès (tels les cafés, les théâtres, les salles de réunion) produisent une chaleur artificielle intolérable contre laquelle il est de toute nécessité de lutter énergiquement.

(1) Il est une disposition préférable à celle qui consiste à mettre l'intérieur en communication avec l'extérieur à l'aide de bouches munies de plaques percées de trous. Ce dispositif a l'inconvénient de s'obstruer par les poussières qui se fixent d'abord autour des trous, et de proche en proche, dans toute la section qu'elles bouchent. Sous l'influence d'un vent violent, les trous peuvent devenir libres, mais les poussières qui les encombraient sont lancées dans l'appartement et peuvent l'infecter, ce n'est plus de l'air sain qu'on respire, c'est de l'air *sursali*.

La solution indiquée par M. Em. Trélat depuis plusieurs années paraît être acceptable. Les vitres pleines, placées à la partie supérieure des croisées et formant *imposte*, pourraient être remplacées par les vitres de croisée percées de MM. Appert, Geneste et Herscher, avec trous tronco-coniques. La partie évasée du cône est tournée vers l'intérieur. L'air venant de l'extérieur entre par l'orifice rétréci et, suivant les plans inclinés des parois du cône, s'éparpille dans l'intérieur. Ces vitres que l'on nettoiera souvent, car elles intercepteraient la lumière si elles étaient sales, serviront à la sortie de l'air lorsque l'air chaud se trouvera à l'intérieur comme l'hiver et à l'entrée d'air pur l'été lorsque la température extérieure sera plus élevée que la température intérieure.

Quant aux bouches inférieures, on emploiera des ouvertures grillées que l'on tiendra scrupuleusement propres.

Laisser entrer l'air pur du dehors, assurer l'évacuation de l'air vicié, par la ventilation naturelle simple,
bien comprise, fera de notre intérieur, un milieu salubre
où notre organisme pourra se développer sans gêne et se
maintenir en état de parfaite santé.

II. — Eclairage.

Nous avons déjà dit que la lumière était un des cinq
grands facteurs de la salubrité. Nous entendons par là, la
lumière solaire seule, car nous ne considérons, comme
salubre, que ce que la nature nous fournit.

Le soleil, donc, nous éclaire, mais non d'une manière
continue ; il arrive un moment où la nature entière est
dans l'ombre.

Il nous est cependant nécessaire d'y voir pour l'accomplissement de nos activités qui survivent au coucher du
soleil et c'est pour cela que l'homme s'est ingénié à trouver le moyen de se procurer de la lumière.

Le jour, il utilise la lumière solaire ; le soir, aussitôt
que le soleil est descendu à l'horizon, il a recours à la
lumière artificielle de ses ingénieux appareils. L'éclairage
artificiel nous écarterait trop de notre sujet, nous ne
l'étudierons donc pas dans notre travail.

Eclairage naturel. — Le soleil peut nous donner sa
lumière de trois manières : *Directe, diffuse, réfléchie.*

Les lumières directe et diffuse sont les deux seules que
nous devions accepter. La lumière réfléchie, en effet, a
perdu toutes ses propriétés de lumière vivifiante ; ou elle
est trop *crue*, lorsque nous la recevons réfléchie par un
mur blanc, par exemple ; ou trop peu intense, au pouvoir
éclairant trop faible, lorsqu'un mur sombre nous la ren-
voie après en avoir absorbé les meilleurs rayons.

C'est, malheureusement, de cette lumière réfléchie, lumière *morte* (1), que nous devons, dans les rez-de-chaussée et les premiers étages de nos maisons modernes, nous contenter. Les maisons sont si élevées et les rues si étroites, que seuls les étages supérieurs reçoivent directement du soleil, sa lumière.

Le seul moyen d'y porter remède, serait de compléter l'expropriation par tranches verticales, comme dans les percées de rues, par *l'écrètement* des maisons ou expropriation par tranches horizontales. On rendrait ainsi à la rue, des habitations dont l'élévation serait en rapport avec sa largeur, et dont tous les étages, y compris le rez-de-chaussée, recevraient la lumière du soleil, directe ou diffuse, tamisée par la vapeur d'eau et par les nuages.

Au lieu de cela, les étages inférieurs ne reçoivent que la lumière *réfléchie* en zig-zag sur le mur d'en face.

« On compte à Paris 2,250,000 habitants occupant une surface de 78,000,000 mètres carrés sur ce territoire, on peut estimer que 100,000,000 de mètres carrés de planchers sont distribués en étages plus ou moins nombreux, suivant les quartiers, dans les 80,000 maisons qui constituent la ville.

» Quand on se rend compte des communications des logements qui occupent ces planchers, avec la lumière extérieure, on découvre qu'il n'y a guère que 13,000,000 de mètres carrés sur lesquels un habitant debout reçoive sur tout son corps les caresses de la lumière du ciel, et qu'il n'y que 20,000,000 de mètres carrés sur lesquels ces habitants puissent s'asseoir et profiter du même avantage » (1).

Le premier moyen est donc de construire des maisons dont la hauteur ne dépasse pas la largeur de la rue. On y gagnerait à tous les points de vue, et comme lumière, et comme air, et enfin, comme diminution de la densité

(1) *La Fenêtre*, source de lumière dans la maison. Em. Trélat, 1886.

de la population.

Le second moyen est d'avoir de grandes fenêtres, pour permettre à la lumière solaire d'acquérir son maximum d'effet, de pénétration.

M. Em. Trélat indique que la fenêtre doit occuper le quart de la face d'éclairage.

Mais vaut-il mieux avoir une fenêtre basse et large ou haute et étroite?

La lumière la meilleure, la plus riche est celle qui vient de la partie du ciel la plus proche, c'est-à-dire du voisinage du zénith. Mais cette lumière, arrivant à nous verticalement, ne peut pénétrer énormément dans la pièce. La lumière qui vient de l'horizon, pénètre bien, mais elle est appauvrie par l'éloignement de la source. C'est donc entre les deux points extrêmes, horizon et zénith, que nous devons chercher la lumière utile, et aussi « sous des inclinaisons variant entre 35° et 45° avec l'horizontale. Sous cette inclinaison, l'éclairage se fait en plein jusqu'aux extrémités du plancher dans une pièce de 3 mètres de hauteur et de 4^{m}50 de profondeur. » (1)

Nous empruntons au même article de M. Emile Trélat, le tableau que nous reproduisons ci-après et qui nous montre que la fenêtre haute et étroite donne dans la chambre plus de jour que la fenêtre basse et large au moyen de laquelle tout le devant de la baie est très éclairé, tandis que le fond de la salle reste dans l'ombre.

Formes de la fenêtre.	Hauteur.	Largeur.	Surface de la baie d'éclairage.	Surface de plancher éclairée.	Surface de mur éclairée.	Volume traversé par la lumière.
Etroite et basse.	2^m 00	1^m 20	2^m 40	4^m 20	» »	1^m 71
Elargie.	2^m 00	1^m 80	3^m 60	5^m 40	0^m 06	3^m 80
Exhaussée.	3^m 00	1^m 20	3^m 60	8^m 00	0^m 36	8^m 00

(1) La fenêtre. *Loco citato.*

D'où la conclusion que l'élévation du *linteau* de la baie est la première chose à chercher, car on gagne ainsi une lumière plus riche, celle qui vient du zénith, et un jour plus vif.

Étant donné toutes ces indications, on est frappé de voir ce que l'on fait dans les maisons; on enveloppe la fenêtre d'un épais manteau, qui a d'abord l'inconvénient de ramasser et de retenir toutes les poussières que le balayage du matin soulève et ensuite, celui d'intercepter le lumière zénithale et de ne permettre qu'à la lumière « pauvre, » de l'horizon de pénétrer.

On devrait, pour obvier à cela, ne pas mettre de tentures, ou, si l'on y tient, les draper de telle sorte que toute la partie supérieure de la fenêtre fût découverte et facilitât la pénétration de la plus grande quantité possible de lumière zénithale.

Rôle de la lumière solaire.

Si l'aération et la ventilation sont indispensables à l'entretien de la vie et de la santé, il est une chose qui doit les accompagner pour les compléter.

Nous voulons parler de la lumière solaire.

« Où le soleil n'entre pas, le médecin entre souvent », dit un vieux proverbe de tous les pays.

Laissons entrer largement, partout, l'air et le soleil ; nous ne devons pas regarder comme salubre une maison seulement bien aérée et bien ventilée, si le soleil n'y pouvait pénétrer. Dans la plupart des maisons, on trouve des chambres plus ou moins noires, aérées convenablement, mais d'une manière indirecte. Que remarque-t-on ? La vie est triste dans ces chambres, elle semble même n'y pas exister, une odeur indéfinissable, que ne peut

4

chasser l'air de ventilation, y persiste : endroit essentiellement propre à l'évolution de germes microbiens, qui trouvent dans l'obscurité le milieu favorable à leur développement, à leur multiplication, à l'accomplissement de leur œuvre de destruction.

Qu'un rayon de soleil pénètre, le tableau change, tout s'anime, tout vit ; l'état d'insalubrité fait place à l'état de salubrité.

Action bactéricide du soleil.

Quel est donc le rôle si important du soleil ?

L'assainissement produit par le soleil est le meilleur et le plus simple de tous les moyens.

En 1877, Blunt et Downes ont découvert que les spores germinatives de quelques bactéries en suspension dans l'air sont atteints par les rayons chimiques qui empêchent leur développement.

De plus, Pasteur a constaté, dans l'air, des bactéries mortes et il en conclut que la lumière agit comme bactéricide.

On ne peut, en effet, attribuer à la chaleur solaire la mort de ces bactéries, puisque les spores de certaines d'entre elles résistent à des températures diverses et plus ou moins élevées.

C'est le rayon pâle du lointain soleil d'hiver, c'est le rayon chaud du brillant soleil d'été pénétrant dans notre appartement, nous laissant voir sur tout son parcours, les poussières de l'air, qui opère ce travail d'assainissement d'une manière lente, mais continue et sûre.

On connaît l'expérience du Dr Richardson, de Londres, qui a exposé, pendant 6 jours, aux rayons du soleil, un récipient contenant de l'urine ; le 25e jour, on n'y trouvait aucun signe de putréfaction, tandis qu'au bout de 6 jours, l'urine d'un flacon tenu à l'ombre, était putréfiée et remplie de bactéries.

La destruction des microbes par la lumière solaire varie suivant l'intensité lumineuse et suivant le degré de virulence du microbe.

Le bacille de la fièvre typhoïde a été détruit après être resté 6 heures exposé au soleil (Janowski).

Les expériences de M. Duclaux lui ont permis de conclure que :

1° Le degré de résistance au soleil des spores de divers bacilles est variable avec l'espèce du bacille et pour un même bacille avec la nature du liquide dans lequel il a été cultivé.

2° La mort de tous les microbes est d'autant plus rapide que l'insolation est plus forte, et beaucoup plus prompte même sous un soleil faible qu'à l'obscurité ou à la lumière diffuse.

Laisser entrer, avec l'air du dehors, les rayons joyeux du soleil qui nous éclaire et nous réchauffe, sera le meilleur moyen d'assainir nos appartements.

III. — Chauffage.

Nos habitations, faites pour un climat tempéré, sont incommodes dès que le thermomètre descend au-dessous de — 5°, ou s'élève au-dessus de + 25°. Aussi, devons-nous nous préoccuper d'entretenir autour de nous une température aussi uniforme que possible ; l'été, par une ventilation appropriée; l'hiver, par un chauffage bien compris.

La question de la ventilation a déjà fait l'objet d'un chapitre spécial, et nous l'avons envisagée à part, bien que son étude, ainsi que celle de l'aération, fût intimement

liée à l'étude du chauffage ; le chauffage peut être l'auxi-
liaire de la ventilation, mais ne doit jamais en être la
condition ni le moyen.

Le problème que nous avons à examiner est très complexe ; nous nous garderions de vouloir le résoudre, car
cette question, qui a soulevé, dans les divers congrès
d'hygiène, des discussions intéressantes, n'a pas encore
reçu une solution ferme et précise.

Les uns sont partisans exclusifs de nos cheminées actuelles ; les autres, ne trouvant là qu'un moyen de chauffage insuffisant, ne cachent pas la faveur que les calorifères trouvent auprès d'eux.

Aujourd'hui, quand on parle de chauffage, l'on voit
passer devant ses yeux tous les appareils usités de nos
jours : cheminées, poêles de terre cuite, métalliques, à
combustion lente, poêles mobiles, calorifères à air chaud,
à eau chaude, calorifères à vapeur.

Tels sont les moyens que nous avons à notre disposition et, parmi ceux-là, on en trouve certains qui peuvent
remplir le but de nous chauffer convenablement sans
nous interdire le renouvellement de l'air. Les autres doivent être proscrits de toute habitation salubre, étant
donné l'incapacité des gens qui les utilisent ; cependant,
ils pourraient encore rendre quelque service en des mains
plus expérimentées.

Il serait facile de résoudre le problème si le chauffage
consistait seulement à produire de la chaleur dans un
endroit occupé ou non, ou à l'y conduire d'un foyer placé
en dehors.

Nous avons vu, à l'article *Aération et ventilation*, que
les poumons devaient respirer un air pur et frais, se
rapprochant le plus possible, comme composition, de
celle de l'air extérieur.

L'air chauffé étant impropre à notre fonction respiratoire, un air d'intérieur, sain, ne peut pas servir au chauffage.

L'air rendu chaud par un moyen quelconque perd de sa densité, et moins il sera dense, plus il perdra de son oxygène, si utile à notre organisme tout entier. Nous devons, par conséquent, vivre dans une atmosphère intérieure aussi froide que possible. Mais, si c'est là ce que réclament nos poumons, notre corps, lui, est influencé par les objets qui l'entourent, qui lui prendront du calorique s'ils sont plus froids, qui lui en cèderont si leur température est supérieure à la sienne.

Nos vêtements, appropriés aux diverses saisons, le rôle actif de notre peau, tendent à garder à notre corps une température constante.

Dans une atmosphère chaude, la peau se dilate, se distend, les pores sont ouverts, nous rayonnons autour de nous de la chaleur ; dans un milieu froid, au contraire, notre peau se ride, nous enserre, diminue sa surface pour diminuer les pertes de calorique, notre organisme souffre.

Donc, d'un côté, maintenir l'air à respirer aussi frais, aussi dense que possible ; d'un autre, éviter à notre corps, l'action d'une température trop basse.

M. Emile Trélat s'est occupé, avec la compétence qu'on lui connaît, comme hygiéniste, du chauffage des habitations. Il a bien voulu, dernièrement, nous donner des indications précises et utiles, et nous croyons devoir les résumer ici, pour bien faire saisir ce que l'on entend par milieu thermique salubre et le moyen de l'obtenir.

Il est admis qu'il ne faut pas élever la température de l'air de nos maisons. Mais, cette règle n'implique pas qu'il faille éviter, en toute saison, de chauffer nos habitations, c'est-à-dire leurs murs, leurs cloisons, leurs planchers, leurs meubles, en un mot, tout le matériel solide qui nous entoure. Il faut, par conséquent, entendre par chauffage des maisons, le maintien en température convenable de ce matériel solide.

Nous pouvons être thermiquement influencés :

1° Par voie de *radiation*, quand nous sommes voisins de corps solides, qui rayonnent sur nous de calories issues de leur température ;

2° Par voie de *convection*, quand l'air qui nous environne nous cède ou nous prend une quantité de calories, suivant que sa température est plus élevée ou plus basse que celle de notre corps ;

3° Par voie de *conduction*. C'est ce qui arrive lorsqu'une partie de notre corps, se trouvant au contact d'un objet chaud, se réchauffe de proche en proche, tout entier, en prenant, à cet objet, les calories suffisantes à équilibrer les deux températures.

« Une construction bien proportionnée, pourrait résoudre le problème.

« Que l'on suppose une habitation située en France vers le 47° de latitude, non loin de l'Océan ; les murs épais de deux mètres, sont revêtus à l'intérieur d'épaisses boiseries et de chaudes tentures ; les pièces sont vastes, mais les ouvertures sont étroites et peu nombreuses. Le climat est doux, ce qui n'empêche pas l'été de fournir de fréquents beaux jours ensoleillés. L'hiver, les froids se font sentir, mais jamais bien durement. Les soleils de juillet et d'août mettent des quantités considérables de calories dans les murailles qui ne se refroidissent jamais assez l'hiver, pour que leurs surfaces intérieures soient atteintes. Les conditions thermiques de l'habitation ne sont ici jamais troublées, les surfaces de radiation au milieu desquelles on vit, restant sensiblement les mêmes. Au point de vue thermique, la vie y est saine en tout temps. Il n'y a besoin d'aucun stratagème pour la protéger. Si l'on rencontre, dans les appartements, des cheminées où l'on allume de beaux feux flambants, c'est pour permettre aux personnes de se réchauffer lorsqu'elles se sont refroidies au dehors. » (1)

C'est là une maison idéale que n'approchent pas les constructions de nos jours.

Dans celles-ci, en effet, ce qu'il faut, c'est la place à l'intérieur, c'est la multiplicité de pièces aux dimensions restreintes, c'est l'entassement d'individus, c'est le sur-peuplement, l'insalubrité : Les murs sont réduits à leur minimum d'épaisseur. Ils n'opposent aucune résistance aux courants atmosphériques extérieurs. La chaleur y pénètre l'été, et fait des chambres, des étuves ; le froid y habite l'hiver et en fait des glacières. La température intérieure est identique à la température extérieure. Il faut alors avoir recours à des appareils qui distribuent de la chaleur, qui ramènent les enveloppes intérieures à l'état thermique de salubrité. Mais cet état ne peut jamais être conservé, la chaleur produite traversant les murs amincis avec autant de facilité que les rayons du soleil les traversent l'été. On recherche alors des appareils fournissant un maximum de chaleur, et on donne aux personnes qui occupent la pièce un air chaud à respirer, un air impropre, nous l'avons vu ; ces appareils n'atté-nuent en rien le froid qui rayonne des murs. Dans ce cas, on éprouve le « besoin d'ouvrir son gilet et d'aller chercher son paletot. » (Em. Trélat.)

Il faut, par conséquent, rendre aux parois, le calorique de salubrité qui leur manque.

Le moyen le meilleur serait d'établir un double mur avec un vide médian qui permettrait à un air chaud, voire même surchauffé, de circuler librement. La paroi inté-

(1) *Théorie du chauffage des habitations*, p. 7. Emile Trélat.

rieure s'échaufferait et rayonnerait sur nous des calories bienfaisantes (1).

C'est là un procédé auquel les hygiénistes ont pensé, mais l'application en restera difficile tout le temps que l'on continuera à construire des murs d'une faible épaisseur.

Le procédé est renouvelé des latins et on reconnaît là « l'hypocaustum » des maisons romaines.

Ce que l'on faisait il y a deux mille ans, pourquoi ne le ferait-on pas aujourd'hui, alors que nos connaissances en hygiène se sont accrues et nous indiquent ce moyen comme étant le plus salubre.

Une bonne cheminée, bien construite, en plus de l'agrément, de la satisfaction et du bien-être que l'on éprouve à voir un feu brillant et à en sentir rayonner la chaleur, maintient à l'intérieur de la pièce un milieu thermiquement salubre.

C'est le procédé le meilleur, qui doit être employé dans toutes les maisons : mais pour entretenir dans ces cheminées un feu joyeux et utile, il faut une dépense de combustible qui ne peut être à la portée de tout le monde.

On trouve alors, dans des pièces exiguës où s'entassent des familles nombreuses, un poêle défectueux dans lequel brûle de la houille, qui remplit le petit appartement, mal ou insuffisamment aéré, de poussières nuisibles et dégage une odeur malsaine.

Nous avons énuméré, dans le courant de l'article, les procédés de chauffage employés de nos jours. Nous allons les passer rapidement en revue, indiquer les causes de leur insalubrité et les moyens d'y remédier en partie.

(1) M. Somasco, ingénieur, a fait construire à Creil une maison chauffée dans l'épaisseur des murs, et qui le satisfait entièrement,

Examinons, tout d'abord, les poêles.

Les uns sont en terre cuite, d'autres en métal, le plus souvent en fonte, d'autres sont à combustion lente, les derniers sont les poêles mobiles.

Les poêles en terre cuite sont, hâtons-nous de le dire, les moins dangereux de toute la série ; placés dans un coin de la pièce, isolés du mur, entourés d'air, ils sont en communication avec l'extérieur par un tuyau qui sort quelquefois directement de la salle, quelquefois aussi qui la traverse suivant son plus long diamètre et arrive au dehors en chauffant encore, sur son passage, une ou deux autres chambres. L'appel d'air se fait par les fissures des portes, des fenêtres, rarement par des vitres perforées ou des bouches, car on craint de refroidir trop la pièce par une ventilation naturelle qui se fait cependant obligatoirement par ailleurs. La face extérieure de l'enveloppe est émaillée, et c'est là ce qui autorise l'emploi de ces appareils. La marche est réglée par une clef qui se trouve, soit au départ du tuyau, soit sur son trajet et qui permet de ralentir la combustion ou de l'accélérer.

Le combustible employé est le coke ou la houille.

La pièce est chauffée par *convection* ; la température de l'air, se trouvant fort élevée, finit par chauffer les parois et les meubles qui agissent ensuite sur nous par *radiation*. Mais nous avons, pour respirer, un air chauffé.

Quant aux poêles métalliques, à combustion lente, nous devons les proscrire ainsi que les poêles mobiles.

Placés devant une cheminée, leur tuyau de dégagement traverse une plaque de tôle qui devrait fermer hermétiquement l'ouverture, et pénètre dans le canon, par lequel les produits de la combustion s'échappent. Leur marche est réglée, comme celle des poêles en terre cuite, par une clef. Cette dernière ne devrait pas exister, ou

ne devrait jamais servir à fermer le poêle ou à ralentir
sa marche.

Qu'arrive-t-il en effet ?

La clef fermée, l'appel d'air est moindre, et les gaz qui
continuent à se produire dans l'appareil chercheront une
issue ; la lumière du conduit étant rétrécie, le tirage est
plus faible, les vapeurs s'échappent par les joints du
poêle, viennent infecter la chambre et en vicier l'air ;
ou bien, l'appel peut se faire du poêle vers les fissures
des portes et des fenêtres et ainsi la pièce peut être rapidement remplie de gaz toxiques. Si, au contraire, la clef
est ouverte, le poêle est en grande marche, la température intérieure s'élève à un degré considérable, les parois du poêle ou du tuyau de dégagement rougissent.

L'air de la salle, déjà surchauffé, a perdu une grande
partie de la vapeur d'eau qu'il doit contenir. L'air est
desséché, il tend à reprendre son humidité aux dépens
de nos muqueuses, il devient pénible à respirer.

Tous les hygiénistes sont d'accord pour reconnaître
que l'air présente des conditions éminemment favorables
quand il est à moitié saturé de vapeur d'eau : il marque
alors à l'hygromètre environ 72°. On admet également
que le degré hygrométrique de l'air peut varier entre 60
et 80 degrés, sans présenter d'inconvénient bien sensible,
mais qu'au-dessus ou au-dessous de ces limites, il est trop
sec ou trop humide.

Or, à chaque changement de température, l'état hygrométrique de l'air varie dans de grandes proportions. C'est
ainsi qu'à + 15°, l'air marque 72°11 à l'hygromètre ; qu'à
+ 30°, il en marque 43°00 ; qu'à + 40°, il n'en marque que
28°50. (1)

_____

(1) *Des variations du degré hygrométrique de l'air chauffé*, M. A. Bouvet. Congrès international d'hygiène, Paris 1878.

On voit donc le grand bénéfice que nous avons à respirer de l'air à + 15°, de l'air frais, plutôt que de respirer de l'air à une température plus élevée, le degré hygrométrique baissant fortement. Cela revient à dire que lorsqu'un appareil de chauffage élève la température de l'air, il nous met dans des conditions tout à fait malsaines.

En outre, pour les poêles polis, les poussières que l'air contient se brûlent au contact de la paroi portée au rouge ; pour les poêles en fonte à surface rugueuse, ce sont les poussières fixées aux rugosités qui sont comburées, et cela présente un très grave danger, car il se produit de l'oxyde de carbone toxique et, partant, essentiellement nuisible pour les personnes qui respirent l'air qui en contient.

Au Congrès international d'hygiène tenu à Paris (1), M. Bouvet s'est exprimé en ces termes :

« Jusqu'à présent, on a considéré l'acide carbonique et l'oxyde de carbone, dont on trouve des proportions considérables dans l'air chauffé par des calorifères, comme provenant du foyer de chauffage (la fonte, portée au rouge, devenant paraît-il, perméable au gaz). Je n'ai pas l'intention de discuter ce point particulier d'osmose, sur lequel la science n'est pas encore fixée d'une manière certaine ; mais je tiens à dire ceci : Pour expliquer la présence de l'acide carbonique et de l'oxyde de carbone dans l'air chauffé, il n'est pas nécessaire de faire intervenir l'exosmose, mais seulement de considérer que les poussières organiques contenues dans l'air, au contact de surfaces portées au rouge, sont brûlées ; or, suivant que cette combustion est plus ou moins complète, il y a production d'acide carbonique ou d'oxyde de carbone.

« Si donc la production des gaz délétères ou asphyxiants dépend en grande partie de la combustion des poussières organiques contenues dans l'air, le remède se trouve tout

(1) Du 1er au 10 août 1878.

indiqué : il faut empêcher les surfaces de chauffe de rougir et les disposer de telle sorte que l'air circule rapidement à leur contact.

« En considérant la question à ce point de vue, on arrive à cette conclusion que tous les appareils de chauffage, de quelque nature qu'ils soient composés, fonte, tôle, terre réfractaire... etc., peuvent produire des gaz malsains. »

M. Bouvet ajoute que les appareils en terre réfractaire dont les parois sont rugueuses, produisent le même inconvénient, car les poussières sont retenues et peuvent être brûlées, mais la production du gaz est moindre, vu la faible conductibilité de la terre réfractaire.

La formation des gaz délétères est suffisamment démontrée par la combustion des matières contenues dans l'air, au contact des surfaces du foyer ; on ne saurait, par conséquent, trop conseiller aux médecins, aux hygiénistes, comme aux architectes et aux constructeurs, de proscrire complètement l'emploi des foyers dont les parois peuvent être portées au rouge, quelle que soit la matière qui compose ces parois.

On pourrait, toutefois, obvier à ce grave inconvénient, en faisant circuler de l'air en abondance, au contact de surfaces portées à une température modérée ; voilà ce que les personnes ayant quelque autorité et soucieuses de la santé publique doivent imposer aux constructeurs d'appareils de chauffage.

On sait, en effet, qu'il suffit, dans l'air, de la présence d'une faible quantité d'oxyde de carbone pour provoquer des accidents sérieux.

L'oxyde de carbone, inspiré avec une certaine masse d'air, se fixe sur l'hémoglobine du globule rouge, de l'hématie, et forme un produit stable, la « Carboxyhémoglobine » que des « lavages du sang par de l'oxygène pur » ne pourraient modifier. Le globule rouge contenant de la « Carboxyhémoglobine », est voué à une mort certaine et rapide.

Aujourd'hui, que l'on se calfeutre chez soi, au moindre abaissement de température, que l'on ferme hermétiquement toutes les ouvertures par lesquelles l'air pourrait se renouveler (nous ne parlons pas des bouches d'air servant à la ventilation, on ne les connaît presque nulle part), que l'on veut arriver à faire donner à l'appareil de chauffage le maximum de chaleur, l'oxyde de carbone ne tarde pas à se former et à se répandre dans l'air.

Qui n'a éprouvé la sensation de lourdeur de tête, de fatigue générale au sortir d'une pièce chauffée par un poêle ?

En outre, à supposer que les produits de la combustion s'échappent tous par le tuyau de dégagement, ils peuvent encore produire leurs effets toxiques à distance.

Un courant d'air, passant sur l'orifice supérieur de la cheminée par laquelle s'évacuent les gaz, pourra les amener dans un autre conduit, et refroidis par cet air, ils tendront à descendre et iront se répandre dans un autre appartement.

Il nous est arrivé maintes fois de nous réveiller le matin, alourdi, avec des bourdonnements d'oreilles, des étourdissements et gêné pour respirer. Ces accidents étaient dus à un poêle mobile à feu visible, dit « Salamandre », installé dans la chambre au-dessous; les produits de la combustion arrivaient dans notre appartement par le mécanisme signalé ci-dessus.

Un des inconvénients à attribuer encore à ces poêles mobiles, qu'ils soient ou non à feu visible, est leur facilité de déplacement.

Une pièce est chauffée, on en bouche les issues pour l'empêcher de se refroidir, on enferme ainsi « le loup dans la bergerie » : puis on « roule » l'appareil dans une pièce voisine pour la chauffer aussi ; on installe le poêle en plaçant la plaque qui doit servir de séparation hermétique entre la cheminée et la salle qui contient l'appareil.

Les produits se dégagent, pendant le trajet d'une pièce à l'autre, dans l'air de ces pièces, et le vicient ; de plus, le rideau obturateur, s'il est ajusté à une cheminée, peut ne l'être pas à une deuxième ; cette dernière étant froide, le tirage ne se fait pas immédiatement, et le refoulement, dans la pièce, des gaz qui s'échappent de l'appareil que l'on vient d'installer, a lieu par les fissures de la plaque obturatrice défectueuse.

Dans ses séances des 5 février et 16 avril 1889, l'Académie de médecine a examiné la question des poêles mobiles. Elle a adopté des résolutions, qui ne sont autre que des conseils, très judicieux, bien raisonnés, mais nous craignons qu'ils ne suffisent pas, malgré l'autorité et la compétence de MM. Brouardel, Lancereaux, Armand Gautier, à convaincre le public : celui-ci trouvant, dans l'achat de ces poêles, à réaliser une économie de combustible et le moyen de se chauffer à outrance, comme il le désire, en fera l'acquisition et s'empressera, une fois le poêle posé, d'aller à l'encontre des conseils si sagement donnés.

Quant à ce qui est des calorifères « à eau chaude » et « à vapeur », nous pourrions les conseiller et en faire l'éloge s'ils étaient d'une application pratique et facile. Ils peuvent chauffer de grandes étendues et ont pour point de départ un foyer unique. Mais leur installation nécessite de grands frais et du combustible en quantité suffisante ; on comprend alors qu'ils ne puissent être appliqués dans toutes les demeures.

Il est de même pour les calorifères « à air chaud » ; mais, à ces derniers, on peut leur faire une objection beaucoup plus grave.

« Depuis quarante ans, nous vivons sous le règne du calorifère à air chaud, instrument de misérable jouissance calorifique et d'action malsaine.

« Dans les grandes villes, la génération actuelle, au lieu de bénéficier des précieux avantages des contrées à saisons, condamne ses poumons à s'alimenter toute l'année d'air tiède. Et encore si l'hiver il n'était que tiède, cet air ! Mais il est tiède dans des locaux fermés, et il n'arrive en ces locaux fermés que sali et poussiéreux, après avoir lentement voyagé dans de longs conduits sombres et jamais nettoyés.

« Cette longue et fausse tentative est le fait d'une méprise ! Et cette méprise de mon maître aimé et respecté, Péclet, est celle qui comprend dans une même opération le chauffage du corps et l'alimentation des poumons; celle qui poursuit le problème impossible à résoudre de chauffer nos corps avec l'air que nous respirons. » (1)

Pour nous résumer, étant donné que nous avons indiqué les inconvénients de certains appareils, que nous avons insisté sur l'utilité, la nécessité de donner à nos poumons de l'air dense, de l'air frais, nous pouvons diviser l'habitation en pièces que l'on habite d'une manière intermittente et en pièces où l'on séjourne continuellement.

Dans le premier cas, nous estimons que l'on peut se servir, sans inconvénient, du calorifère à air chaud en opérant de la façon suivante :

Pendant les moments où la pièce est inhabitée, on peut faire fonctionner le calorifère à air chaud et lui faire donner le maximum de chaleur, toutes les ouvertures étant closes. L'air s'échauffe fortement, et par contact échauffe aussi, les parois de la salle : il « tapisse » les murs de ses calories ; il agit de même pour tous les objets contenus dans la salle. Quelques instants avant de rentrer, on ferme les bouches de chaleur, et on

(1) *Aérage et chauffage des habitations.* — Em. Trélat, 1886.

établit un courant d'air, assez rapide pour changer l'air, assez rapide aussi pour empêcher les murs de se refroidir et leur permettre de rayonner sur notre corps les bienfaisantes calories qu'ils enserrent dans leur épaisseur, tandis que l'air qui vient d'être renouvelé satisfait pleinement nos poumons.

Pour les chambres que l'on habite d'une manière permanente, nous ne pouvons employer l'air chaud du calorifère qui échaufferait l'air en le chargeant de poussières malsaines.

Nous devons avoir recours à des foyers qui nous chauffent par « radiation », et le but sera atteint, en employant, soit des calorifères à eau ou à vapeur, soit une bonne cheminée, où l'œil se plaît à regarder la flamme, soit, encore un poêle à grande surface en terre cuite émaillée, pourvu que la ventilation soit bien opérée et qu'on ne facilite pas le refoulement des gaz, en fermant, au moyen de la clef, le tuyau de dégagement.

Nous pensons avoir donné, dans ce paragraphe, que nous avons été forcé de restreindre, quelques indications qui pourront avoir leur utilité.

CHAPITRE II

Alimentation en Eau.

Une ville doit placer au premier rang de ses préoccu-
pations celle de l'alimentation en eau potable et doit
accorder à chacun de ses habitants une quantité suffisante
de cette eau.

En 1885, parlant à la Sorbonne, M. Brouardel disait :

« Quand le territoire est envahi, nous n'avons qu'une question à poser aux municipalités : Quelles mesures avez-vous
prises pour assainir votre ville? Si la municipalité a fourni de
l'*eau pure*, si les maisons sont propres, les déjections enlevées
sans communication possible avec l'air et l'eau, nous pouvons
leur dire hardiment : Vous êtes à l'abri ; pour vous, les mesures que nous prenons sur la mer Rouge, dans les ports, sont
des mesures inutiles ; vous êtes de roc ; les germes morbides
mourront sur votre sol. Pour moi, je n'hésite pas à l'affirmer,
c'est là la vraie solution, c'est celle de l'avenir. » (1)

---

(1) Conférence sur les moyens de protection de l'Europe contre les maladies épidémiques. Paris, 14 mars 1885.

5

Les hygiénistes anglais sont sur ce point d'accord avec M. le Dr Brouardel, et le Dr Buchanan, dans le rapport adressé au Président du *Local Government Board*, en avril 1886, indique que les collectivités qui ont défendu l'eau contre toute contamination, n'ont rien à craindre, car la pureté de l'eau empêche l'éclosion et la propagation des maladies infecto-contagieuses. M. le Dr Thorne-Thorne, délégué de l'Angleterre à la conférence sanitaire internationale de Rome en 1885, insistait sur l'importance extrême que dans son pays l'on attache aux conditions sanitaires dans lesquelles vivent les habitants, et très particulièrement à un approvisionnement suffisant d'eau saine.

Cependant le rôle de l'eau potable, d'une pureté reconnue, dans la préservation, dans la prophylaxie des maladies infecto-contagieuses, a donné lieu à une véritable polémique, et M. le Dr Brouardel, disant qu'au point de vue du tribut que les populations payent à la « fièvre typhoïde, l'eau est le distributeur qui le porte quatre-vingt-dix-neuf fois sur cent », a vu sa théorie vivement combattue.

Les expériences d'Uffelmann démontrent que le bacille de la fièvre typhoïde, et celui du choléra, desséchés, peuvent arriver, dans le tube digestif, soit directement par la bouche, soit indirectement avec les poussières soulevées par le vent, et qui se déposent sur les aliments liquides et solides : l'eau, le lait, le pain, les fruits. La contagion par l'eau est ainsi totalement écartée.

M. le Dr Belval, de Bruxelles, ne reconnaît pas la doctrine hydrique comme cause spéciale de la fièvre typhoïde. Il cite l'épidémie survenue à Tirlemont (Belgique), qui a établi, en 1893, une canalisation d'eau, dont les sources ont été captées sur le territoire de la commune de Neer-heylissem, à huit kilomètres de la ville. Les analyses chimiques et bactériologiques, faites à ce moment par M. le professeur Depaire, ont démontré la pureté de ces eaux de source qui ne contenaient ni acide nitrique, ni acide nitreux, ni ammoniaque, ni *aucune bactérie pathogène*. La fièvre typhoïde éclate, cependant, mais ne fait heureusement pas beaucoup de victimes. L'eau qui sert à l'alimentation des habitants de Tirlemont ne peut pas être incriminée, et le Dr Belval (1), qui a reconnu l'état d'infection du sol et du sous-sol contaminé par la mauvaise canalisation d'égouts, ajoute qu'on ne fait pas disparaître la fièvre typhoïde rien qu'en donnant de l'eau pure à la population, que ce serait par trop facile ; mais, que les causes sont multiples et plus compliquées, et qu'il faut les chercher surtout dans l'animalisation du sol et de l'habitation et dans les conditions mauvaises de l'existence.

En 1889, MM. Brouardel et Thoinot, dans leur rapport au comité consultatif d'hygiène sur l'épidémie de fièvre typhoïde au Hâvre, avaient conclu nettement à la contamination par les eaux de Saint-Laurent. Les conclusions du rapport furent vivement combattues par M. le Dr Gibert, du Hâvre, qui apportait des arguments préparés de longue main ; c'était le dossier sanitaire de la ville du Hâvre, par quartier, par rues et par maisons. De cette enquête, il arrivait à conclure que dans la ville, à l'assainissement de laquelle il consacre son activité, les maladies infecto-contagieuses ne sont pas dues à la mauvaise qualité des eaux potables, mais à l'infection du sous-sol, et que, pour arrêter leurs ravages, il faut commencer par assainir celui-ci.

Néanmoins, M. le Dr Brouardel, chargé, en août et septembre 1886, de rechercher les causes d'une épidémie de

---

(1) Dr Belval. — *Mouvement hygiénique de Bruxelles* (fascicule de juin-juillet 1896).

fièvre typhoïde à Pierrefonds, dénonça l'eau de boisson provenant d'un puits souillé par les infiltrations d'une fosse d'aisances. Les recherches bactériologiques ont permis à MM. Chantemesse et Vidal de constater la présence du bacille d'Eberth dans cette eau qui en contenait environ 25,000 par litre.

L'eau d'alimentation de Clermont-Ferrand, souillée par des déjections de malades atteints de la fièvre continue, déjections arrivées par des infiltrations d'une fosse d'aisances dans la conduite d'eau, fut cause d'une épidémie que M. le Dr Brouardel attribua, avec juste raison, à la contamination de l'eau de boisson.

Le choléra, la fièvre typhoïde ne sont pas les seules maladies que peut produire l'eau polluée. Le Dr Angel Gavino, au Congrès d'hygiène de Paris en 1889, a montré l'influence certaine de l'eau dans l'étiologie de la fièvre jaune. Pour Laveran, l'hématozoaire de la malaria serait ingéré avec l'eau de boisson.

A la suite du décret du 30 septembre 1884, (1) le régime des eaux, au point de vue de la salubrité « rentrait dans les attributions du comité d'hygiène ». Un questionnaire, établi par MM. Brouardel, Maret et Proust, fut adressé aux médecins des localités atteintes par le choléra.

Les réponses reçues permirent de conclure au rôle certain des eaux contaminées.

Au congrès d'hygiène de Vienne, M. Brouardel obtint l'acceptation, qu'un vote vint confirmer, de la motion suivante, combattue par Max Gruber et Pettenkofer :

« Etant prouvée la possibilité de la propagation des maladies infectieuses par l'eau potable contaminée, l'une des plus

(1) Décret obtenu par M. Brouardel de M. Hérisson, ministre du commerce.

importantes prescriptions de l'hygiène publique doit être de
fournir de l'eau absolument pure aux populations. »

Quoi qu'il en soit de ces divergences d'opinions, il est
certain que la discussion porte sur une question de mots
plutôt que sur une question de fond. Car, il est évident
que les infiltrations des fosses d'aisances et des eaux
pluviales, entraînant dans le sol les germes qu'elles ont
balayés à la surface, contaminent le sol et le sous-sol :
par voie de conséquence, la nappe souterraine qui alimente les puits et souvent aussi les conduites publiques,
se trouve souillée ; elle distribue et répand, de cette
manière, les microbes pathogènes qui l'infectent.

L'alimentation en eau potable est donc nécessaire pour
empêcher l'éclosion et enrayer la marche de certaines
maladies épidémiques dont l'étiologie nous est manifes-
tement dévoilée par la doctrine hydrique.

Les villes de Rennes et d'Angoulême, qui payaient
chaque année un tribut très élevé à la fièvre typhoïde,
ont vu la mortalité typhique descendre à un dixième de
ce qu'elle était auparavant, lorsqu'on les eut dotées d'une
amenée d'eau qui leur a assuré une alimentation en eau
potable à l'abri de toute souillure.

Paris possède de l'eau potable, en quantité toutefois insuffisante ; le complément de la consommation est fourni
principalement par l'eau de la Seine, de la Marne ou de
l'Ourcq ; mais les eaux en provenance de ces rivières sont
malpropres et insalubres. Au cours de l'année 1888, à un
moment où l'alimentation de la Capitale en eaux potables
pures et abondantes préoccupait les esprits les plus clair-
voyants, M. le Dr Guillaume, de Neuchâtel (Suisse), trans-
mettait à la Société française d'hygiène un mémoire de
M. l'ingénieur Guillaume Ritter, tendant à démontrer
« que la seule solution pratique du problème hygiénico-

» sanitaire était de prendre dans le lac de Neuchâtel 20 à
» 30 mètres cubes par seconde, d'une eau d'excellente
» qualité, captée à 100 mètres de profondeur. » M. G. Ritter
ajoutait que les eaux du lac de Neuchâtel, prises profon-
dément, étaient excellentes ; elles n'avaient d'ailleurs
aucun contact avec les eaux de la surface, qui recevaient
les poussières entraînées par le vent ; leur degré hydroti-
métrique était 12 à 13 et non 18 à 25, comme les eaux de
Paris ; de plus, l'expérience faite depuis longtemps par
les villes de Zurich et de Genève, prouvait que les eaux
des grands lacs suisses, prises à une certaine profondeur,
étaient d'une potabilité, d'une fraîcheur et d'une aération
remarquables et qu'elles étaient bien au-dessus des eaux
de n'importe quelle source.

On étudia aussi le projet qui consistait à prendre les
eaux du lac Nantua (Ain), donnant par seconde et en toute
saison un débit de 500 litres d'eau à la température de
10 degrés centigrades.

Puis, vint le mémoire de M. l'ingénieur P. Duvillard, en
1892, préconisant les eaux du lac Léman, potables à l'égal
de celles de sources et d'un énorme débit.

Mais la grosse question est celle de la dérivation de
ces eaux ; en effet, pour les eaux du lac de Neuchâtel et
du lac Léman, les origines se trouvant à l'étranger, il
n'était pas possible d'admettre qu'un jour Paris vît son
alimentation en eaux potables arrêté par une nation
étrangère. Malgré cela, si difficile que paraisse l'exécution de chacun de ces projets, on peut rappeler les paroles
de Ferdinand Coletti au sujet de la crémation : « L'utopie
du matin devient souvent la découverte du soir, l'application pratique du lendemain. »

Ces quelques exemples n'ont qu'un but : celui de montrer combien la question des eaux potables pour une ville
est importante, combien on s'en préoccupe et combien

peu la question de distance doit entrer en ligne de compte quand il s'agit de l'assainissement d'une cité importante.

Plusieurs villes, soit de France, soit de l'étranger, ont capté des eaux à 20, 40 et même à 100 kilomètres du point de distribution. (1)

Quelle est donc l'eau potable? Ce n'est pas seulement l'eau incolore, sans odeur, fraîche, limpide, bien aérée, ne contenant pas, en solution, une trop grande quantité de sels nuisibles; mais c'est l'eau qui n'est pas polluée, qui n'est pas souillée. Cependant, on ne peut rencontrer une eau qui ne renferme quelques microbes; mais qu'importe ces microbes s'ils ne sont pas pathogènes. C'est donc l'absence de ces derniers qu'il faut exiger d'une eau de boisson.

On croira que les filtres pourront débarrasser de leurs germes malsains les eaux que l'on soupçonne; mais M. le Dr A.-J. Martin s'est élevé contre cette manière de vouloir donner à l'eau une pureté absolue, il a dit qu'il était « impossible d'obtenir par aucun filtre grand ou petit et « d'une manière permanente, une eau comparable à l'eau « de source convenablement choisie. »

Mais, en outre de la bonne qualité d'une eau, nous devons aussi envisager sa quantité suffisante : « Il faut trop d'eau, pour qu'il y en ait assez » (Foucher de Careil). On estime à un minimum de 150 litres d'eau nécessaire par habitant et par jour.

Selon Kœnig et Poppe, il faudrait, pour la plupart des villes d'Allemagne, de 150 à 170 litres par habitant et par 24 heures.

_____

(1) Lille, le Hâvre, Clemont-Ferrand, Montpellier, etc., en France ; Francfort-sur-le-Mein, Munich, en Allemagne, Vienne, en Autriche, ont leurs sources à une distance plus ou moins grande.

D'après l'ingénieur Grahn, 128 villes anglaises ont une moyenne de 142 litres par tête et par jour; dans d'autres villes, la quantité d'eau mise à la disposition du public est de 250 litres (Southampton).

En France : Dijon a 150 litres, Marseille, 500 litres, Paris, 200 et espère arriver à 250; Toulouse dispose de 150 à 160 litres.

Certaines villes d'Amérique sont privilégiées, elles peuvent fournir à chaque habitant une énorme quantité d'eau par jour : C'est ainsi que New-York arrive à 300 et 400 litres. Washington sert à ses habitants de l'eau prise dans le fleuve le *Potomaque* à 24 kilomètres de la ville, aux « Great Falls » (grandes chutes), et leur donne 800 litres par 24 heures et par tête. La question est facilement résolue pour les villes qui ont à une distance abordable une énorme masse aqueuse; mais il n'en est pas ainsi pour toutes les cités.

Si nous examinons rapidement la question pour notre ville, nous trouvons que Toulouse est alimentée en eau provenant des filtres de Portet et Braqueville et des filtres de la Prairie. Elle dispose de 20 à 24,000 mètres cubes par jour et peut, pour des besoins imprévus, arriver jusqu'à 28 ou 29,000 mètres cubes; mais ce dernier chiffre ne doit pas être regardé comme une moyenne sur laquelle on puisse compter.

Dans son excellente thèse soutenue tout récemment sur les *Eaux d'alimentation de Toulouse,* M. le Dr Mandoul indique quelles sont les ressources actuelles que notre cité possède :

Filtres de la Prairie............	5,000	mèt. cub.
Galeries de Portet............	9,000	—
Puits de Portet............	6,000	—
Puits de Braqueville............	2,700	—

Ce qui nous donne un total de 22,700 ^{mc} par jour et une quantité d'eau d'environ 150 litres par habitant et par jour. Darcy, en 1865, évaluait à 150 litres par habitant les besoins de la consommation d'une ville.

La quantité d'eau dont doit pouvoir disposer chaque jour une ville populeuse est, forcément, assez élevée, car la distribution doit suffire à trois services distincts : le service privé, le service public et le service industriel.

Aujourd'hui on considère comme suffisante une distribution d'eau qui assure 200 à 250 litres par tête. Ce serait donc, 80 à 100 litres de plus, par jour, que la ville de Toulouse devrait donner à chacun de ses habitants.

Cependant la qualité de l'eau ne doit pas être sacrifiée à la quantité, aussi faut-il chercher à fournir de l'eau potable en abondance. C'est là une question qui se scinde dans certaines villes, qui ne peuvent pas résoudre le problème.

Pour la ville de Toulouse, nous l'avons déjà dit, la quantité d'eau par jour s'élève à 22,700 mètres cubes, pris en quatre endroits différents ; or, c'est insuffisant. Et on comprendra que cette insuffisance doive augmenter, car il ne faut pas tenir compte des 5,000 mètres cubes fournis par les filtres de la Prairie.

D'après les recherches de M. le Dr Mandoul, l'eau provenant des galeries de Portet, des puits de Portet et de Braqueville, « situés hors ville et placés dans de bonnes » conditions hygiéniques, fonctionnent d'une manière » satisfaisante lorsque le fleuve est dans son état moyen. » Pendant la période des hautes eaux et des crues, l'eau » de la rivière étant boueuse et son niveau élevé, les fil- » tres sont insuffisants.

» Le coli-bacille qui normalement ne se trouve pas » dans les filtres, mais qui est permanent dans l'eau de

» la Garonne, passe dans les filtres ; sa virulence est assez
» nette. »

Quant à l'eau des filtres de la Prairie, elle est « impo-
table » (Dr Mandoul). En effet, ces filtres se trouvent dans
la ville même et en continuation avec le sol du faubourg
et avec la nappe phréatique du sous-sol de Saint-Cyprien
qui reçoit les infiltrations de fosses non étanches et des
eaux ménagères contenant une grande partie des déchets
de la population nombreuse qui se presse dans ce faubourg restreint.

De plus, les filtres sont contaminés par la rivière. M. le
docteur Rémond (1) assure que l'état du lit de la Garonne,
en amont du pont Saint-Michel, est un facteur important
de cette infection :

« Périodiquement, pendant la période estivale, cette
» portion du lit est à peu près à sec. De ces bas-fonds sa-
» bleux où séjournent des animaux en putréfaction, se
» dégage une odeur nauséabonde. La hauteur de cette
» couche de matières en décomposition dépasse, par pla-
» ces, 40 centimètres. »

Les microbes nés dans ces foyers d'infections contamineront l'eau qui passera dans les filtres de la Prairie par
suite des imperfections de ces filtres.

Il faut donc chercher ailleurs une eau potable en quantité suffisante : 1º pour remplacer l'eau des filtres de la
Prairie ; 2º pour arriver à donner à chaque habitant le
nombre de litres que l'on regarde aujourd'hui comme
nécessaires, soit 200 à 250 litres.

D'après les projets examinés par M. le Dr Mandoul,
nous retenons l'avant-projet de M. Quintin, ingénieur de
la ville.

(1) *Essai sur l'étiologie de la fièvre typhoïde à Toulouse* (Dr Rémond).
Cité par M. le Dr Mandoul IN *Eaux d'alimentation de Toulouse* (1898),
p. 176.

Nous n'avons pas à entrer ici dans les détails de cet avant-projet, car ils ont été étudiés avec une grande compétence par notre excellent ami, dans son remarquable travail et ensuite, parce que cela dépasserait le cadre que nous nous sommes tracé.

Nous dirons seulement que M. l'ingénieur Quintin espère obtenir, par le creusement de nouveaux puits à Braqueville, l'augmentation de la force motrice, la transformation du réseau de la canalisation et le remplacement des filtres de la Prairie par les sources de Clairfont (près Portet) ; par l'agrandissement de la galerie d'amenée des eaux de Portet pour recevoir les eaux de ces sources et la réparation de cette conduite, qui offre en certains endroits des points faibles par lesquels la contamination est possible, 35,000 m. c. nécessaires pour l'alimentation de la ville.

Evidemment, l'amélioration apportée à la situation actuelle serait considérable et nous serions rassuré sur la *potabilité* de l'eau que nous emploierions.

Mais 35,000 m. c. ne nous paraissent pas encore suffisants, car s'il est d'une utilité indiscutable de donner aux habitants une eau potable en assez grande quantité, il est certain aussi que l'on doit avoir une quantité d'eau plus que suffisante pour le nettoyage et le lavage de l'intérieur des maisons et pour les besoins de la voirie. Si les 35,000 m. c. sont insuffisants pour nous permettre de voir couler dans les ruisseaux de l'eau propre, d'une manière ininterrompue, ne pourrait-on pas employer exclusivement cette masse aqueuse pour les besoins domestiques, pour les besoins de l'intérieur de l'habitation.

Ne pourrait-on pas enfin prendre à la rivière elle-même la quantité d'eau nécessaire pour nettoyer nos rues et la laisser courir continuellement dans nos ruisseaux ? On assainirait de cette manière les nombreuses voies de

Toulouse et on faciliterait le nettoyage des égouts existants.

Lorsqu'on aura à Toulouse l'eau nécessaire, dans un
temps plus ou moins éloigné, on pourra entreprendre les
travaux d'assainissement exécutés déjà dans plusieurs
villes de France qui en retirent des bénéfices : L'ABONNE-
MENT OBLIGATOIRE A L'EAU POTABLE ET A L'EAU DE RIVIÈRE ;
LA RÉFECTION DES ANCIENS ÉGOUTS, L'ÉTABLISSEMENT D'UN
RÉSEAU NOUVEAU ET COMPLET.

CHAPITRE III

Du « Closet » et de l'évacuation des déchets.

Une des questions les plus intéressantes et les plus importantes au point de vue de l'hygiène et de la salubrité de l'habitation, est, sans contredit, celle du « Closet » et de « l'éloignement des immondices ».

Cette question, étant donné nos connaissances en hygiène et l'heureux résultat obtenu par les villes françaises et étrangères qui l'ont résolue, ne devrait plus être discutée aujourd'hui : elle est cependant méconnue dans un grand nombre de cités, et non des moindres, de notre territoire,

Tous les hygiénistes s'accordent à dire qu'il n'existe pas de cause plus grave d'insalubrité de nos maisons que la mauvaise installation des cabinets d'appartement ou d'étage. En dénonçant les défectuosités de nos Closets et de leurs appareils, on met en garde contre l'insalubrité qui résulte de ces défectuosités, mais on ne doit pas s'en tenir là ; il faut en même temps indiquer les modifications nécessaires, en donnant comme exemples les maisons assainies et en montrant le bénéfice qu'elles en retirent.

1° **Du** « **Closet** ».

Le « Closet » est l'endroit de la maison auquel
propriétaire et locataire doivent apporter tous leurs
soins, puisque c'est là que l'homme évacue chaque
jour les matières usées, les produits de désassimi-
lation qui constituent un milieu essentiellement insalubre et que c'est de là que partiront un jour les germes
pathogènes qui infecteront la maison, si la propreté y est
un instant méconnue.

Le « Closet », par conséquent, doit, par sa situation et
son installation intérieure, étant donné l'usage auquel on
le destine, ne pas être un réceptacle pour les microbes,
un foyer de putréfaction, mais un lieu de véritable destruction, opposant aux germes pathogènes, que les
matières évacuées produisent, une barrière infranchissable entre l'individu et l'appartement, d'une part, les
produits éliminés, de l'autre. Le « Closet » doit donc
être aussi spacieux que possible, bien éclairé, bien ven-
tilé par une ouverture suffisante prenant directement air
et jour au dehors, sans oublier que c'est un lieu isolé
d'où l'on ne puisse voir et où on ne puisse être vu. De
plus, le cabinet doit être en dehors de l'appartement,
c'est-à-dire séparé des chambres à coucher et de la cuisine, sans que pour cela on soit obligé de sortir pour s'y
rendre.

Les Anglais et les Américains, nos aînés dans toutes les
questions sanitaires, dans leur désir d'isoler la maison
de tout foyer putride et d'en éloigner les odeurs mauvaises, établissent leurs closets au fond du jardin ou de la
cour attenant à l'habitation ; mais l'usage de la chaise
percée ne peut être banni chez eux, car la situation du

cabinet empêche les malades de s'y rendre, et par suite, l'infection de la maison, qu'ils évitent d'un côté, leur revient aussi menaçante d'un autre.

Quoi qu'il en soit, nous devons être convaincu que l'isolement le plus complet possible, que les dimensions, la ventilation et l'éclairage bien entendus, sont toutes choses que nous ne devons jamais perdre de vue lorsqu'il s'agit d'établir un Closet.

Nous avons à considérer trois catégories de closets dans l'habitation :

A) Le *Closet d'appartement*; B) le *Closet d'étage*, commun aux locataires d'un même étage; c) le *Closet de rez-de-chaussée*, unique, ou Closet commun à tous les locataires.

A) *Closet d'appartement.*

Dans les maisons aisées seules, où chaque logement ne comprend qu'un locataire, nous trouvons le closet d'appartement.

Mais, comme presque tous les architectes ont, jusqu'à ces derniers temps, considéré le cabinet comme une chose tout-à-fait secondaire, ils ne s'en préoccupaient pas lors de la distribution des pièces et le casaient n'importe où, pour combler un vide qui n'aurait pu avoir une autre destination. Cette ignorance des moindres notions d'hygiène tend à disparaître maintenant et le cabinet a sa place bien établie dans les maisons de date récente.

Le Closet, donc, relégué dans un coin de l'appartement, s'ouvre près de la cuisine, à laquelle il est la plupart du temps accolé, ou près d'une chambre à coucher; l'espace est restreint, l'appareil est placé au fond de ce réduit obscur, sans air, dégageant une odeur forte, qui oblige à se reculer avant d'entrer, comme si l'on voulait prendre au dehors une quantité d'air pur suffisante pour le temps que l'on doit y rester.

Si nous examinons le local en lui-même, les murs sont peints à la chaux ou tapissés ; mais le papier tombe en raison de l'humidité qui nécessairement y habite ; l'appareil est un pot de siège sans valve ou rarement avec valve, plus rarement encore avec effet d'eau. Néanmoins, et nous devons le dire bien haut, ce n'est que dans les anciennes maisons que nous nous trouvons en présence d'un tableau aussi noir, aussi répugnant.

Certains propriétaires, soucieux, non de la santé des locataires, mais du rapport de leur maison, apportent, dans l'installation de l'appartement, quelques modifications : le Closet en profite ; il est plus spacieux, le jour y arrive en plus grande abondance ; malheureusement, l'air fait encore souvent défaut.

Le pot de siège sans valve a été remplacé par un appareil dit *hygiénique,* mais qui ne l'est pas, du moins, six mois après son installation.

Cependant, le locataire soigneux tiendra le closet assez propre, surtout s'il est seul à en user ; mais ce qu'on ne pourra jamais obtenir, c'est un lavage suffisant de la cuvette et du tuyau de chute par une assez grande quantité d'eau, le propriétaire ne voulant pas mettre dans le cabinet, l'eau à la disposition du locataire qui en pourrait abuser, et le locataire, se souciant fort peu d'avoir dans un récipient *ad hoc,* une quantité d'eau en réserve, eau qu'il est quelquefois obligé d'aller prendre à la rue ou au rez-de-chaussée.

B) *Closet d'étage.*

Le *Closet d'étage* se rencontre surtout dans les maisons ouvrières, dans les habitations à bon marché. Il est commun à tous les locataires d'un même étage : Situé dans un angle de l'escalier, sur lequel il s'ouvre, il est exigu, obscur, ne prenant jour que par une ouverture en losange qui sert aussi au passage de l'air.

Nous retrouvons là le pot de siège sans valve ou avec valve métallique, sans effet d'eau. Servant à plusieurs locataires, personne n'en prend soin ; la cuvette fendue laisse filtrer des matières sur le plancher communiquant avec le cabinet de l'étage au-dessous ; l'appareil, ancien système, est brisé, le tirage ne fonctionne plus, la valve ne peut plus jouer sur son articulation encrassée.

L'air du cabinet est le même que celui de la fosse, et souvent l'appel, au lieu de se faire de l'escalier vers le tuyau de chute, se fait en sens contraire, amenant dans l'escalier l'odeur ammoniacale infecte des matières en putréfaction.

c) *Closet de Rez-de-Chaussée.*

Dans plusieurs maisons, on ne trouve encore qu'un seul cabinet; il est installé au rez-de-chaussée et sert à tous les locataires de la maison.

La plupart du temps, il se compose de quelques mauvaises planches qui forment et les parois et la toiture ; à l'intérieur, un trou béant, dans lequel s'entassent les fécès.

Jamais d'eau, à quoi d'ailleurs servirait-elle ?

Quelquefois on trouve des cabinets construits véritablement, recouverts d'une toiture d'ardoise, blanchis à la chaux intérieurement. L'odeur cependant est infecte. Un siège à la turque, sans valve, placé sur une fosse jamais ou rarement vidée, indique le chemin que devraient prendre les matières. Mais des visiteurs peu soigneux ont souillé les côtés, et les suivants, obligés de piétiner les immondices, préfèrent s'arrêter sur le seuil.

Personne ne veut nettoyer ce cloaque, se rejettant l'un sur l'autre la faute commise par une insouciance et une malpropreté d'ailleurs communes. Jamais l'eau ne pénètre dans ce milieu, qui voit sa saleté repoussante augmenter de jour en jour. On comprend dès lors dans quel état d'insalubrité se trouvent ces maisons, et on ne s'étonne pas que les maladies infectieuses soient là, chez elles, locataires principaux de l'habitation ; voisinage dangereux pour les existences qui peuplent la maison et qui ressentent bientôt les terribles résultats de leur incurie coupable et impardonnable.

L'infection peut, en effet, s'opérer de plusieurs manières, et d'abord par l'insuffisance des appareils, par leurs défectuosités multiples.

L'appareil à valve métallique libre ou à tirage, qui n'a d'hygiénique que le nom, est formé d'une cuvette en porcelaine, en forme d'entonnoir ; la partie rétrécie est munie d'un anneau en cuivre, habillé extérieurement avec un collet en cuir ou en caoutchouc qui dépasse de quelques millimètres l'anneau et contre lequel vient s'appliquer exactement la valve métallique, aux bords légèrement surélevés. Dans les débuts, quand l'appareil est en magasin, ou quand il vient d'être posé, il fonctionne assez bien ; mais au bout de quelques mois, le tampon, quelle que soit la matière qui le compose, sous l'influence de la putréfaction, se durcit, se fendille, et finit par tomber dans le tuyau de chute. Le mécanisme à tirage s'encrasse, s'use, ne peut plus manœuvrer ; le trou reste béant. L'atmosphère du cabinet est viciée par celle qui monte de la fosse et du tuyau de chute sous l'influence de certains vents ; cela sert, pour certaines gens, de véritable baromètre.

Dans les villes où n'existe pas le tout-à-l'égout, on ne trouve jamais ou presque jamais d'eau dans le Closet ;

le locataire doit, s'il tient un peu à la propreté de son intérieur, la monter dans un réservoir quelconque, et la perspective ennuyeuse de plusieurs voyages, s'il la prodigue, la lui fait épargner.

Quelle efficacité doivent avoir ces quelques centimètres cubes d'eau jetés avec regret ? aucune assurément : quel nettoyage suffisant peut même amener dans la cuvette et dans le tuyau de chute l'eau qui vient en bavant d'un réservoir alimenté par la canalisation d'eau de la ville ou par les seaux que le matin on y déverse. On croit avoir lavé, on n'a rien fait. La communication reste la même entre la fosse et l'appartement, l'air se vicie rapidement dans ce dernier et peut faire éclore chez les locataires une maladie infectieuse produite par la contamination de l'air.

Nous pouvons en dire autant des cabinets d'étage communs à plusieurs locataires, cabinets qui répandent dans l'escalier et dans la maison entière une odeur infecte et un air malsain.

Ces cabinets d'appartement ou d'étage, se branchant sur un même tuyau de chute, il s'ensuit une communication continuelle entre les différents appartements qui ont un closet. On a cité des cas frappants d'infection par cette voie. C'est ainsi que l'on a vu, dans une maison dont chaque étage, possédant un cabinet d'appartement, était loué à une seule famille, la fièvre typhoïde existant à un étage se propager à l'étage au-dessus.

Les matières non désinfectées provenant des typhoïsants, étaient déversées chaque jour dans le closet, on jetait à la suite une petite quantité d'eau croyant produire un lavage suffisant. Au moment où les malades atteints entraient dans la période de convalescence, la fièvre typhoïde éclatait dans l'appartement de l'étage au-dessus. La porte d'entrée de l'infection était l'appareil défectueux du Closet. On analysa l'air en faisant passer sur une plaque enduite de gélatine et au moyen d'un aéroscope l'air du closet ; les cultures donnèrent l'assurance de la présence du bacille d'Eberth, que le microscope vint, en outre, confirmer.

L'infection peut aussi se produire d'une autre manière, par le closet du rez-de-chaussée.

Nous avons dit, plus haut, le peu de soin que l'on prenait de ce cabinet lorsqu'il était unique et à la disposition de tous les locataires d'un même immeuble.

A Nancy, il existe dans le quartier de la Ville-Vieille, une maison d'ouvriers, véritable cité-caserne. En 1885, une épidémie de fièvre typhoïde éclata. La maison était habitée par 32 ménages et ne possédait qu'un seul cabinet au rez-de-chaussée avec trou à la turque, privé de lumière et d'air et situé à l'entrée du corridor à gauche, tout près de la cage de l'escalier conduisant à 4 étages par des paliers et des couloirs sombres et non ventilés, sur lesquels s'ouvraient les portes des logements. Les déjections, le plus souvent déposées au dehors du trou à la turque, jusqu'à la porte d'entrée, étaient piétinées par les visiteurs dont les chaussures laissaient ensuite des empreintes sur le plancher du corridor commun, sur les marches de l'escalier qui n'étaient jamais lavées et jusque dans les logements dont les planchers étaient disjoints. De plus, sous les fenêtres de certains logements donnant sur la rue ou sur la cour, se trouvaient des *plombs* (1) insalubres, en communication directe avec la canalisation, sans siphon, où les ménagères vidaient les eaux grasses, souvent même les matières fécales ; dans les autres logements, on conservait les déjections, les urines et les résidus

---

(1) Réservoirs en fer blanc dans lesquels on déverse les eaux ménagères dans les maisons qui ne possèdent pas d'éviers.

alimentaires dans des vases ou dans des seaux qu'on allait vider le soir ou de bon matin dans la gargouille la plus voisine de la maison. Aussi la fièvre typhoïde était-elle en permanence depuis de nombreuses années dans ce taudis infect, où malheureusement les occupants se succédaient journellement.

La commission des logements insalubres, en 1886, ordonna la démolition et la désinfection du cabinet qui fut construit dans une petite cour ; un appareil à valve métallique remplaça le trou à la turque, la canalisation fut refaite, on installa sur le toit un tuyau d'évent qui n'existait pas auparavant ; mais la commission n'a pu obtenir qu'il y eût de l'eau pour laver et désinfecter le cabinet. Les seaux d'eau, jetés de temps à autre par le principal locataire, ne pouvaient tout nettoyer et tout entraîner dans le tuyau de chute, qui, s'obstruant fréquemment, devait être débouché au moyen d'un bâton.

En démolissant le cabinet et le reconstruisant ailleurs, sans opérer toutes les modifications que l'hygiène réclame, mais qu'elle est impuissante, par l'insuffisance de ses lois, à faire exécuter de force, on a déplacé le foyer d'infection, on ne l'a pas éteint. La fièvre typhoïde continuera à sévir dans ce milieu essentiellement prédisposé par le surpeuplement, le manque d'air, de lumière et la malpropreté qui y règne.

Quel est donc le moyen de se mettre à l'abri de la contagion par le closet?

Nous avons déjà dit comment l'infection peut se produire dans une maison par la communication incessante de l'atmosphère de l'appartement, de l'escalier, avec l'atmosphère malsaine, viciée du cabinet, du tuyau de chute et de la fosse.

Le remède consistera à opposer au reflux des gaz une barrière infranchissable et à soumettre, après chaque visite, la cuvette et le tuyau de chute à un lavage complet, en n'oubliant pas qu'à aucun moment les deux atmosphères ne doivent communiquer.

L'appareil à valve et obturation hydraulique que l'on emploie en France est vicieux à plus d'un titre :

1° Parce qu'il retient les matières dans une poche fermée et souvent asséchée ;

2° Parce qu'il est compliqué, ce qui veut dire, incessamment menacé de désordre et d'arrêt ;

3° Parce qu'il ouvre et ferme les voies aux déjections, ainsi que les voies à l'eau de nettoyage (1).

On ne peut pas compter sur cet appareil pour isoler d'une manière certaine la maison de la fosse ou de l'égout. Il n'y a que le *Water-Closet* qui puisse atteindre ce but.

Il est composé d'une cuvette en porcelaine à la suite de laquelle se trouve un siphon en forme d'*S* renversée (∽), qui vient s'emmancher sur le tuyau de chute. Une garde d'eau dans le siphon empêche le reflux des gaz dans le cabinet. On supprime ainsi tous les mécanismes plus ou moins compliqués sujets à de fréquents accidents et qui n'offrent qu'une garantie illusoire contre l'infection possible.

Le *Water-Closet* est un *expulseur*, un *nettoyeur*, un *obturateur*, un *dilueur* (1).

On ne peut prétendre cependant arriver à remplir ces quatre conditions en jetant dans la cuvette quelques gouttes d'eau. Il faut que l'eau arrive en abondance et avec une vitesse considérable ; c'est ce que les Anglais

(1) *Le Water-Closet anglais*, par Em. Trélat. (Association française pour l'avancement des sciences. Congrès de Rouen, 1883.)

ont obtenu au moyen d'un réservoir de chasse d'une contenance de 9 à 10 litres.

L'expulsion et le nettoyage se font simultanément par la trombe d'eau qui descend du réservoir dans la cuvette et le siphon qu'elle balaie énergiquement. Pour augmenter la force d'expulsion et l'efficacité du nettoyage, les Anglais ont diminué la lumière des tuyaux de chute, de telle sorte qu'aucune parcelle de matière ne peut rester attachée aux parois des conduites.

L'obturation s'effectue dans le siphon par la couche d'eau dont l'épaisseur est telle que le reflux des gaz et des odeurs est impossible.

Par suite de l'avalanche de l'eau, qui produit dans la cuvette et le siphon une véritable tourmente, les matières sont diluées ou plutôt divisées en particules très tenues, ce qui facilite une prompte évacuation et un nettoyage absolu. Les Anglais ajoutent un deuxième siphon sur le tuyau de chute quand ce dernier va pénétrer dans les conduites publiques.

Il est cependant des perfectionnements nécessaires que l'on doit apporter au siphon anglais et que le siphon français possède.

D'abord, le siphon, au niveau du deuxième coude, doit être muni d'un conduit le faisant communiquer avec l'extérieur pour éviter qu'il ne s'amorce de lui-même et que l'obturation hydraulique disparaisse ; le siphon ne serait plus une garantie, mais un sérieux inconvénient, puisque l'atmosphère du cabinet serait en communication constante avec celle des conduites de chute et de la fosse. De plus, au même niveau, doit se trouver un regard par lequel on puisse facilement dégorger le siphon, si besoin est.

Le siphon français à obturation persistante a remplacé le siphon anglais dont la garde d'eau est insuffisante.

Une petite nappe d'eau de quelques centimètres, inter-posée dans un siphon entre le tuyau de chute et la cuvette du *Water-Closet*, peut-elle suffire à empêcher la propagation atmosphérique de la fièvre typhoïde?

Voilà la question de l'assainissement intérieur de nos habitations au point de vue des vidanges.

Les avis sont très partagés ; certains hygiénistes ont regardé l'obturation siphoïde comme *illusoire* et *inutile ;* d'autres ont reconnu l'utilité et la nécessité du siphon dont l'eau *cueillait* les microbes sans retenir le gaz ; d'autres, enfin, ont affirmé que les microbes et les gaz pouvaient traverser la nappe d'eau du siphon hydraulique.

Des expériences ont été faites par M. le Dr Friot (1), de Nancy, qui a fait passer de l'air des cabinets de maisons suspectes dans trois tubes en U, lentement et successive-ment pendant plusieurs heures ; les tubes étaient à moi-tié remplis d'eau distillée. Dans l'eau des deux premiers tubes, M. Poincaré a trouvé, au milieu de germes nom-breux et variés de putréfaction, des bâtonnets colorés par la fuschine et par le bleu de méthylène, rappelant par leurs caractères le bacille d'Eberth. L'examen bactério-logique de l'eau du troisième tube n'a pas permis de constater la présence du bacille typhique; l'eau cependant contenait de nombreux germes de putréfaction.

D'après ces expériences, on pourrait affirmer que les gaz peuvent traverser la nappe d'eau du siphon, en entraînant des microbes, des bacilles pathogènes pou-vant reproduire la fièvre typhoïde, le choléra, le croup, la dysenterie Ces inconvénients, sérieux, il est vrai, pour-ront facilement arriver avec le siphon anglais dont l'amorçage spontané est facile et commun ; mais ils auront moins de chance de se produire avec le siphon

(1) Dr Friot. — *Vidanges et eaux ménagères*, 1889.

français dont l'obturation est persistante et, en plus
du tuyau de chute, servant dans nombre de maisons de
tuyau d'évent, chaque siphon sera muni d'une conduite
spéciale qui le mettra en communication avec l'extérieur
et remplira le double but d'empêcher l'amorçage spontané et de produire une ventilation certaine.

Une grave question s'élève encore ; c'est celle de la
quantité d'eau et du réservoir de chasse de 9 à 10 litres
dont tous les cabinets devront être pourvus. La solution
est difficile à trouver pour les villes qui sont encore sous
le régime néfaste de la fosse fixe ou de la tinette mobile.
On ne pourra jamais obliger un propriétaire, qui s'y
refusera constamment, à faire remplir, par les chasses
d'eau survenant après chaque visite, la fosse fixe qui
reçoit les matières de la maison entière et qu'il devra
fréquemment faire vider. C'est la *guerre à l'eau* que l'on
dit combattre, car c'est là le seul moyen d'assurer le
seul lavage complet du cabinet, lavage illusoire que
celui qui consiste à laisser *baver*, le long de la cuvette et
du tuyau de chute, quelques centimètres cubes d'eau dont
on ne peut attendre un effet *utile*.

On ne pourra faire cesser cette *guerre à l'eau* qu'en
supprimant les fosses d'aisances.

2° Tuyaux de chute.

Les tuyaux de chute font immédiatement suite au siphon. Ils ne doivent être considérés que comme un lieu
de passage, sans arrêt aucun des matières, de la cuvette
à la fosse ou à l'égout. Ils rempliront ce but si la matière
qui les compose le leur permet.

On a l'habitude d'employer des tuyaux de 18 à 23 centimètres de diamètre, en fonte. C'est là un très mauvais

procédé, car, bien que l'on goudronne ou que l'on émaille la face interne des conduits, pour faciliter la descente, il arrivera un moment où l'émail ou la couche de goudron sautera en un endroit qui sera le point de départ de *végétations chancreuses* (sexquioxyde de fer), finissant par perforer le tuyau.

L'emploi des tuyaux en poterie vernissée est déjà commun et ancien dans la Grande-Bretagne, aux Etats-Unis, en Belgique, en Suisse et en Allemagne.

Ils sont très solides, durs, imperméables et résistent à une pression excentrique de 6 à 7 atmosphères. Par le poli, sans solution de continuité, de leur face interne, ils assurent un glissement facile des matières pâteuses et des papiers qui ne peut faire craindre ni dépôts, ni occlusions. On a pu, grâce à cela, réduire le diamètre du tuyau, de telle sorte que l'effet de la chasse d'eau peut être *utile* encore à une certaine distance du lieu de production.

On doit placer bien en apparence et en un endroit facilement accessible les colonnes de chute, qu'elles soient en poterie ou en fonte.

3° Fosses.

Les fosses sont ou fixes ou mobiles.

A) Fosses fixes. — Elles se divisent elles-mêmes en deux catégories : les *fosses étanches* et les *fosses perdues*.

A) *Fosses étanches.* — Les fosses étanches sont des espaces construits, maçonnés, cimentés dans leur intérieur, aux parois latérales verticales, tandis que le fond est concave et le plafond voûté, aux angles arrondis, espaces qui reçoivent les matières fécales et les urines que leur amènent les colonnes de chute sur lesquelles se branchent les tuyaux secondaires provenant de chaque closet. Les matières s'accumulent dans la masse qui doit être vidée plus ou moins souvent suivant sa dimension et le nombre de locataires de la maison.

Les fosses sont ordinairement placées perpendiculairement sous les pièces habitées; la plus vulgaire prudence demande qu'on les tienne à une légère distance de la maison, en dehors des fondations et le plus possible directement en communication avec l'air.

La première condition que doivent remplir les fosses fixes est d'être complètement imperméables. Il est démontré aujourd'hui que pas une fosse n'est véritablement étanche; on conseille de les cimenter à l'intérieur et à l'extérieur; mais les alcalis et les acides, que les matières contiennent ou produisent, finissent toujours par altérer le ciment. Il se forme, par suite, des fissures qui permettent aux liquides sursaturés de matières et renfermant des micro-organismes pathogènes de pénétrer dans le sol et, peu à peu, au fur et à mesure que les infiltrations continueront, celui-ci sera souillé chaque jour davantage. Il est facile de comprendre les inconvénients sérieux de ces fosses fixes qui, par suite d'une construction ne pouvant, matériellement, jamais être parfaite, arriveront à souiller les puits et puisards voisins, et, par voie de conséquence, la nappe souterraine. Ce sera là le point de départ certain de maladies infectieuses, de maladies contagieuses qui se propageront d'une maison à une autre, par la contamination de la nappe souterraine qui alimente encore bon nombre d'habitants. Maintenant que la plupart des villes ont une alimentation en eau potable, le danger est moins grand de ce côté; mais il n'en existe pas moins, parce que certains individus font encore usage d'eau de puits, et ensuite à cause de la souillure profonde et complète du sol qui permet aux émanations putrides de s'échapper au dehors.

M. le Dr Brouardel a constaté que dans les fosses fixes de Paris, on trouve que la matière solide, au lieu de former la sixième ou la huitième partie de la masse, en constitue le tiers ou la moitié. La portion liquide a filtré au travers de la maçonnerie et a pénétré dans le sol.

Des examens d'échantillons de terre, pris sous des fosses fixes, ont permis de constater le degré d'altération du terrain. Sur six fosses que Wolffhügell étudia, une seule lui parut être complètement étanche ; quant aux autres, le terrain environnant était noirâtre, exhalait une mauvaise odeur, et, pour deux, l'infiltration putride était complète. Le sol, au-dessous d'une fosse à fumier, était infecté jusqu'à la nappe souterraine et sur un rayon de 10 mètres.

Les fosses fixes laissent aussi échapper des émanations gazeuses qui vicient l'air de la maison, dans laquelle elles pénètrent par les cabinets que les divers appareils, à mécanisme plus ou moins compliqué, sont incapables à arrêter par leur obturation défectueuse.

Pour éviter le retour désagréable des gaz de la fosse dans la maison, on a établi le *tuyau d'évent*. Ce tuyau d'évent est tantôt ajusté sur le tuyau de chute immédiatement au-dessous du branchement de la cuvette et il s'élève jusqu'au toit (au niveau du faîte), adossé souvent à une cheminée qui, lui communiquant de sa chaleur, facilite le tirage. D'autres fois, le tuyau d'évent sort de la voûte de la fosse (syst. d'Arcet) ; les gaz, s'élevant dans le tuyau d'évent, appellent de l'air, qui vient, par le tuyau de chute, du cabinet et de l'appartement. Mais souvent le mouvement inverse se produit et les gaz sont refoulés dans la maison. Il faut, en effet, pour que les émanations gazeuses s'échappent au dehors, que la température de l'air et des gaz du tuyau d'évent soit supérieure de 1 à 2 degrés à celle du dehors ; si l'air du tuyau d'évent est

plus froid, l'appel se fait en sens inverse, et les émanations s'évacuent par le cabinet dans l'appartement.

Pour obvier à cet inconvénient, on a conseillé de
placer un bec de gaz brûlant continuellement dans le
tuyau d'évent. Le dégagement se fait dans le sens régulier, mais la flamme du bec ne suffit pas à brûler toutes
les matières contenues dans ces émanations qui rentrent
dans la maison par les fenêtres ouvertes.

Un dernier ennui occasionné par l'existence de la fosse
est celui qui résulte du besoin de la faire vider. La vidange, en effet, durant un certain temps (pendant lequel
la dalle recouvrant la fosse est enlevée), laisse communiquer cette dernière avec l'air extérieur ou intérieur, suivant qu'elle est établie au dehors de la maison ou dans
une cave située au-dedans ; c'est là ce qui se produit avec
le système de vidange que nous possédons dans la plupart
de nos villes, et qui consiste à faire arriver par des tuyaux,
joints les uns aux autres, les matières de la fosse dans un
énorme cylindre dans lequel on a fait ou on fait, sur le moment, vide. Mais un autre moyen de vider les fosses est celui
qui s'opère pendant la nuit : c'est la vidange au seau, procédé horrible et insalubre ; il expose les ouvriers chargés
de cette triste besogne, il remplit la maison d'odeurs
épouvantables ; finalement, dans le parcours de la fosse
à la rue, les seaux peuvent laisser échapper quelques
parcelles de matières que les ouvriers piétineront et ré-
pandront dans leurs nombreux voyages, étendant ainsi
le foyer qui pourra être le lendemain le point de départ
d'une infection sérieuse de la maison.

Nous citerons, pour mémoire, les système *Schleh,*
Berlier et *Liernur* qui devaient débarrasser la maison
du séjour plus ou moins long des matières dans la
fosse, en amenant à une usine, au moyen d'une canalisa-

tion spéciale, les déchets, aussitôt formés. La pratique n'a pas tenu ce que la théorie permettait d'espérer.

B) *Fosses perdues.*

Dans certaines villes où les fosses fixes, dites étanches, n'existent pas, nous trouvons des fosses qui sont bien fixes, mais dont le fond n'est pas construit.

Nous avons vu que les liquides filtraient au travers de la maçonnerie ; quelle facilité pour eux de s'échapper dans le sol, puisque rien ne vient leur faire obstacle ; les matières s'entasseront dans le fond et jamais la vidange ne sera nécessaire ; dans d'autres cas, ce sont des *éponges*, sortes de trous remplis de cailloux, qui reçoivent les eaux ménagères et les matières excrémentielles.

Nous voyons encore de nos jours les puits absorbants, les puits perdus, les puisards qui recueillent les eaux vannes et les matières fécales ; c'est une économie de vidange pour le propriétaire, mais c'est aussi l'infection certaine de la nappe souterraine produisant des épidémies de maison, de quartier, dont la cause, longtemps cherchée, reste souvent méconnue,

Lorsque ces puisards ou ces fosses perdues sont de date récente, que le sol est perméable sur une grande épaisseur et que la nappe souterraine se trouve assez éloignée en profondeur, les liquides, les eaux s'épurent en pénétrant dans le sol, dont la puissance d'oxydation vient à bout des matières organiques qui filtrent (1).

---

(1) Quoi qu'il en soit de la perméabilité du sol et du fonctionnement des puits perdus, il est certain que ce système d'évacuation des eaux ménagères constitue pour certaines villes une cause permanente d'infection, des plus puissantes, puisque les matières organiques qui imprègnent et souillent le sous-sol ont pu, grâce à des conditions telluriques ou météorologiques encore mal déterminées, produire, à certains moments, l'explosion ou

Mais, au bout d'un certain temps, la même filtration se produisant sans cesse sur une même quantité de terre, cette dernière finit par être complètement souillée et l'eau qui s'écoule est aussi contaminée à son arrivée dans la nappe souterraine, qu'à son départ de la fosse perdue ou du puisard.

On peut facilement se faire une idée du degré de souillure du sol, quand on songe à la quantité de fosses perdues, de puisards, de fosses fixes, jadis étanches, aujourd'hui laissant filtrer les matières sur lesquelles une ville s'élève. L'infection du sol étant totale, autant en largeur qu'en profondeur (1), il arrive un moment où l'oxydation des matières ne peut plus se faire, le sol n'étant plus aéré que par les puits ou puisards dont la surface intérieure, exposée à l'air, est insuffisante à ventiler les diverses couches de terrain.

Ce n'est pas par la surface du sol que l'on peut espérer obtenir une aération convenable. Dans les villes, en effet, la plupart des rues sont pavées, le sol est tassé, bétonné en certains endroits, l'air ne pénètre plus. Nous vivons donc sur un milieu putride dont les évacuations peuvent

le retour d'effroyables épidémies de fièvre typhoïde. Ce fut le cas pour le Hâvre qui comptait encore 550 puits perdus en 1879.

La doctrine du Bureau d'Hygiène, soutenue constamment par le Dr Gibert, est que l'épidémie constante qui règne au Hâvre, est due à l'infection du sol et du sous-sol. C'est là qu'il faut frapper, car cette infection est due à plusieurs causes : aux eaux ménagères qui, dans la plupart des rues, sont, par suite de l'absence d'égouts, envoyées au ruisseau en s'infiltrant dans le sol ; à la défectuosité des égouts existants, qui se trouvent, à cause des marées, fermés journellement pendant dix heures : aux inconvénients de toute nature qui résultent de l'emploi des tinettes ou du défaut d'étanchéité des fosses.   (Dr Gibert, du Havre).

(1) On a calculé que la vitesse de propagation et d'imprégnation du sol est de 8 mètres en 24 heures à travers certains sols poreux. Quand les eaux saines se mêlent directement à la nappe d'eau souterraine, la rapidité de la souillure peut être beaucoup plus grande. (*Recueil des travaux du comité consultatif d'hyg. publique de France*, 1887, t. XV).

provoquer l'apparition d'épidémies, ou, tout au moins, nous y prédisposer, et ces dernières ne manqueront pas d'éclater, si nous buvons l'eau de nos puits, contaminés de longue date par les infiltrations du sol.

En 1880, une épidémie de fièvre typhoïde survint au couvent des Sœurs de charité de Munich. On buvait à ce moment l'eau d'un puits abandonné depuis longtemps et souillé par des infiltrations des fosses voisines : la canalisation d'eau potable était en réparation. 120 personnes eurent la fièvre continue, plusieurs moururent et l'épidémie s'arrêta lorsque l'on eut supprimé l'usage de cette eau.

Hägler relate l'épidémie de Lansen dans le canton de Bâle en 1872. A quelque distance du village, un métayer et sa famille eurent la fièvre typhoïde en juin et juillet ; un ruisseau passait auprès de la ferme. Le 7 août, la maladie éclata à Lansen et les maisons atteintes furent celles qui s'alimentaient en eau aux fontaines publiques. Il fut démontré que ces eaux venaient de la nappe souterraine en communication avec le ruisseau de la ferme, dans lequel on avait versé les selles des typhiques.

Nous avons déjà étudié la propagation de la fièvre typhoïde et de quelques autres maladies-infectieuses dans le chapitre précédent. Nous n'avons, par conséquent, pas à insister sur ce point, en ce moment.

Les fosses perdues, les puisards ne doivent pas être tolérés, car les tolérer, ou plutôt ne pas prendre de mesures pour les supprimer, c'est laisser persister l'infection du sol et de la nappe souterraine et favoriser l'éclosion de nouvelles épidémies.

Quant aux fosses fixes, la vidange en doit être fréquemment faite et l'étanchéité de leurs parois souvent vérifiée.

Des hygiénistes anglais estiment que les fosses fixes devraient être vidées toutes les semaines ; d'autres ont réclamé l'enlèvement journalier des matières fécales; ceci nous conduit à la suppression des fosses fixes et à l'établissement des *fosses mobiles.*

B) *Fosses mobiles.*

Selon M. Morache, « chaque matin, à Pékin, un indus- « triel vient enlever avec sa hotte les matières recueil- « lies dans un grand vase, commun à toute une famille, « sorte de chaise percée rudimentaire ».

Dans quelques villes, on a établi ce système, qui peut, par des perfectionnements, devenir d'un usage commun et assainir la maison, les matières n'y demeurant que fort peu de temps.

Le principe des *fosses mobiles* consiste à placer, à l'ex- trémité inférieure du tuyau de chute, un récipient dans lequel tombent les matières, qui est enlevé tous les matins et immédiatement remplacé. On peut se dispenser d'avoir un siphon et de jeter trop d'eau, si le récipient contient une poudre ou un mélange désinfectant.

Les Anglais emploient l'*Earth-Closet :* après chaque visite, une certaine quantité de terre ou de cendre (subs- tances qui ont un pouvoir absorbant reconnu), recouvre les fécès, et l'appareil, que l'on vide tous les jours, peut rester dans l'appartement sans dégager d'odeur mauvaise.

Dans les casernes et les hôpitaux militaires, on fait usage de tinettes mobiles (système Goux), placées sous la cuvette sans aucun intermédiaire. Ce sont des cylindres en tôle galvanisée que l'on place le soir et qu'on remplace le lendemain, à la même heure. Ces tinettes sont garnies de poussières, de balayures, de vase, de tourbe, de vieille paille hâchée et l'on pratique, dans ce mélange, bien tassé contre les parois, un trou qui pénètre presque jusqu'au

7

fond. On saupoudre, quelquefois, de matières absorbantes et désinfectantes ; le système est complètement inodore si le service d'enlèvement est bien fait.

Ce système ne peut servir dans les maisons particulières, car la dépense serait trop élevée.

Mais il est un procédé dont on se sert dans certaines villes et qui porte le nom de *système diviseur*. Il a pour but de retarder la putréfaction des excréments en les privant d'humidité et de simplifier la vidange en diminuant le volume des matières à enlever de toute la partie liquide que l'on envoie au puisard ou à l'égout, dans les villes où il fonctionne.

Depuis 1876, on se sert obligatoirement à Heidelberg de tonneaux à pétrole de 100 à 105 litres, ou de tonnes en tôle de 46/80. Le bénéfice a été considérable au point de vue sanitaire d'abord, et au point de vue de l'agriculture ensuite.

De 1869 à 1878, sur 100 maisons ayant des fosses fixes, c'est-à-dire le système ancien, 8,3 ont fourni des cas de typhoïde ; avec le nouveau système, sur 100 maisons, on n'en a trouvé que 1,1. (1)

La statistique démontre que ce système a apporté un excellent résultat dans l'assainissement de la maison.

Quoi qu'il en soit, la vidange existe toujours, que l'on emploie la fosse fixe ou les appareils mobiles et constitue un *locus minoris resistentiæ* dans la maison, une porte d'entrée à la maladie.

« La fosse fixe de vidange, voilà l'ennemi », a écrit M. Vallin (2) : nous nous rangeons à son avis, mais nous devons aussi jeter un regard méfiant sur les appareils mobiles

(I) Dr Mittermaïer *in Deutsche Vierteljahrsschrift f. ges. Medicin.* Von Eulenberg, t. XXXII, p. 108.

(2) *Les projets d'assainissement de Rouen, in Revue d'hygiène,* 1897, p. 942.

qui peuvent de leur côté produire des accidents, que l'hygiène nous ordonne, aujourd'hui, de prévoir et d'éviter.

Les matières séjournent longtemps dans la maison avec les fosses fixes, elle y restent toujours avec les fosses perdues et les puisards, elles y demeurent encore trop avec les appareils mobiles. Nous ne pourrons considérer la maison comme assainie que le jour où les matières seront éloignées au fur et à mesure de leur évacuation.

Le *Tout-à-l'Egout* s'impose.

Malheureusement, toutes les villes de notre territoire ne pourront, soit par manque d'eau, soit par l'impossibilité d'utiliser les eaux d'égout, adopter ce système ; elles devront alors fixer leur choix, non sur les fosses fixes qui contamineront fatalement leur sol et leur sous-sol, mais sur les appareils mobiles les plus simples, en s'inspirant des résultats obtenus par les villes qui ont fait usage de ces divers systèmes.

Le « Tout à l'Égout. »

Cette question du *tout à l'égout* dépasse le cadre que nous nous sommes tracé ; cependant, nous ne pouvons considérer l'étude de l'assainissement de la maison comme complet si nous ne disons quelques mots de ce système employé depuis longtemps à l'étranger, depuis quelque temps dans certaines villes de France, et de l'utilisation des eaux d'égouts ; néanmoins, cette dernière question ne sera qu'effleurée.

Nous verrons ensuite quelle est la situation exacte de la ville de Toulouse au point de vue des vidanges et nous chercherons à établir la possibilité de la construction d'égouts dans notre cité.

Pour empêcher les eaux souillées de devenir nuisibles, il faut les éloigner rapidement de la maison. Mais, nous l'avons vu, le sol et le sous-sol ne doivent, en aucune façon, être infectés, il faudra donc une canalisation qui les conduise au dehors de la ville. Cette canalisation devra émettre des branchements aboutissant à chaque cabinet, de telle sorte que pas une seule évacuation n'échappe à l'entraînement immédiat dans les galeries souterraines chargées de nous débarrasser.

On conçoit donc ce que doit être cette canalisation complexe :

Un *conduit de maison* recevant les matières de toute l'habitation, communiquant avec un *conduit* ou *égout de rue* par un *branchement particulier,* le *conduit de rue* relié au *collecteur* par les *galeries principales*. Nous avons ainsi un réseau serré, dont la forme est sensiblement pareille à celle d'un grand arbre, dont le tronc *(grand collecteur)* se divise en branches d'un diamètre moindre *(galeries principales)*, pour se résoudre en de fins petits ramuscules *(conduits de maisons),* après être passé, par une série de divisions plus ou moins régulières, par tous les diamètres intermédiaires *(égouts de rue, branchements particuliers)*.

Le point de départ est le *Water-Closet* de la maison ; le point d'arrivée, quel doit-il être ?

Les eaux d'égout, le *sewage* anglais, sont comme le résumé de tous les liquides et même d'une partie des solides impurs que vomit à chaque instant du jour une grande cité. Les collecteurs recueillent les eaux de pluie qui ont circulé sur la voie publique et dans les ruisseaux, les eaux de lavage et d'arrosement des chaussées, les eaux ménagères des habitations privées, les liquides des urinoirs et, dans les villes où le *tout à l'égout* fonctionne, les matières liquides de vidange des maisons qui emploient les tinettes filtres, la totalité des matières de vidange dans un grand nombre de villes anglaises et dans toutes les capitales de l'Europe.

La masse d'eau impure, ainsi constituée dans les grandes villes, est considérable, et il est facile de comprendre quelle doit être la souillure des fleuves et des rivières qui reçoivent continuellement une quantité pareille d'eau souillée, lorsque cette dernière n'est pas utilisée pour l'agriculture (1). Les grands collecteurs ne déversent plus, comme auparavant, leurs eaux en amont dans le fleuve, dont la masse liquide infecte traversait la ville, mais en aval. Il convient, cependant, de ne pas faire retomber sur les régions situées à l'aval des grandes villes, les causes d'insalubrité dont celle-ci sont débarrassées.

La commission ministérielle de 1874, chargée d'étudier la question de l'altération de la Seine au-dessous de Paris, disait qu'en amont de Paris, à Paris même, la Seine présentait un aspect satisfaisant :

« Les poissons vivent dans toute la largeur de la rivière, des végétaux d'ordre élevé poussent sur les berges ; le fond de la Seine est formé de sables blancs.

» En aval du pont d'Asnières, la situation change brusquement : sur la rive droite de la Seine, se trouve le débouché du grand collecteur de Clichy. Un courant considérable d'eau noirâtre sort de ce collecteur et s'épanouit en Seine en formant une courbe parabolique.

» ..... Une vase grise, mélangée de débris organiques, s'accumule le long de la rive droite. Cette vase descend jusqu'au thalweg du fleuve ; elle est le siège d'une fermentation

---

(1) La Seine charriait, dans Paris, une eau souillée par les eaux d'égouts qui se déversaient tout le long des quais avant la construction des grands collecteurs, dus à M. Belgrand.

L'anecdote du Parlement anglais, chassé, il y a une quarantaine d'années, de ses salles de séance, par les exhalaisons méphitiques de la Tamise, est devenue classique.

active..... Aucun être vivant, aucun poisson, aucune herbe verte ne se rencontre dans le fleuve..... L'eau est encore trouble et d'un goût peu agréable à Saint-Germain et à Maisons-Lafitte. Au-delà, vers la Frette et Conflans, et spécialement après le confluent de l'Oise, la Seine a repris en apparence un état sensiblement analogue à celui qu'elle offrait en amont des collecteurs. A Meulan, toute trace extérieure d'infection a disparu. »

On le voit, l'hygiène réclame d'une manière générale, pour les industriels comme pour les municipalités, pour les petites comme pour les grandes villes, l'assainissement des cours d'eau.

En France, le programme tracé par l'ingénieur Belgrand pour l'assainissement de la Seine à Paris, a été exécuté en partie.

Le procédé actuellement en pratique est le système de l'épandage préconisé par M. Durand Claye et auquel M. l'Ingénieur en chef Bechmann s'est consacré tout entier.

On a amélioré et donné de l'extension aux égouts qui peuvent évacuer par un réseau unique toutes les eaux ménagères, industrielles, pluviales, ainsi que les matières fécales, excepté les ordures ménagères. Toutes les rues sont munies de galeries dans lesquelles débouchent les conduits particuliers des maisons.

En 1886, on fit des essais d'écoulement direct des matières de vidange dans les égouts bien construits. Depuis ce moment, on a augmenté le nombre des chutes reliées à l'égout, et d'après l'art. 2 de la loi du 10 juillet 1894, « tous les propriétaires des immeubles situés dans » les rues pourvues d'un égout public sont tenus d'écou- » ler souterrainement et directement à l'égout les matiè- » res solides et liquides des cabinets d'aisances ».

On a indiqué, par un règlement en date du 8 août 1894, que le cabinet eût de « l'eau en quantité suffisante pour

» assurer le lavage complet des appareils d'évacuation et
» entraîner rapidement les matières jusqu'à l'égout
» public ».

On a rendu le siphon hydraulique obligatoire pour tous les conduits débouchant dans l'égout.

Toutes les eaux d'égouts sont ensuite épurées par le sol. La canalisation les conduit sur les terrains de Gennevilliers, qui sont sablonneux, et partant, très perméables et très propres à la culture.

Cette expérience, tentée il y a plus de vingt ans, a produit d'excellents résultats. En 1872, la ville de Paris n'utilisait que 50 hectares ; aujourd'hui, grâce à des achats faits à Gennevilliers, à Achères, à Créteil, elle voit son champ d'épuration atteindre 800 hectares. De plus, le terrain produit une luxuriante végétation qui a quintuplé sa valeur ; la population a doublé depuis 1872,

Aucune maladie n'a sévi à Gennevilliers et, par conséquent, le système d'épandage ne peut être combattu pour le moment. Il possède de sérieux défenseurs, parmi lesquels et peut-être au premier rang, M. Emile Trélat.

Paris a donné le signal ; quelques villes françaises ont commencé leurs travaux d'assainissement.

Reims, en particulier, est pourvue du *Tout à l'égout* avec champ d'épuration, d'une étendue de 596 hectares, éloigné de toute habitation, à 6 kilomètres de la ville. Les résultats obtenus par le fonctionnement de ces services sanitaires sont très encourageants : la mortalité a fortement diminué, la variole a disparu, la fièvre typhoïde est devenue rare, la diphtérie est en baisse.

Mais c'est surtout à l'étranger que nous voyons les progrès faits dans ce sens.

En Italie : Rome, Naples, Palerme, Florence ont aujourd'hui un réseau complet d'égouts et de l'eau en abondance.

En Allemagne, Berlin nous montre les bienfaits du *Tout à l'égout* et de l'épandage. Quinze domaines municipaux, d'une superficie de 6,434 hectares, au milieu desquels s'élèvent trois asiles de convalescence et l'école militaire des cadets de Lichterfeld (800 élèves), sont employés comme champs d'épuration. La mortalité générale, qui était en 1873 de 30 %/oo habitants, est descendue successivement à 29,7 %/oo (1877), à 25,9 %/oo (1882), à 25,6 %/oo (1890), à 20,2 %/oo (1892) (1).

En 1895, 30 villes ou districts urbains du Royaume-Uni, ont été autorisés à émettre des emprunts ayant pour objet la construction d'égouts et l'acquisition de terrains destinés à l'épandage.

Les projets d'assainissement, mis à l'étude dans certaines villes, les travaux exécutés dans nombre de cités, indiquent que les critiques adressées au *Tout à l'Egout* tombent devant les avantages incontestables que l'on en retire.

On a reproché aux égouts la *perméabilité de la maçonnerie*, se basant sur ce que les fosses fixes ne sont pas étanches et que la quantité considérable d'excréments évacués chaque jour par les égouts, finira par ronger le ciment en permettant çà et là des dépôts de matières. Mais ce qui est vrai pour les fosses ne l'est pas pour les égouts. Dans ces derniers, les matières extrêmement diluées par l'énorme quantité d'eau qui les accompagnera, ne pourront avoir une action suffisante sur le revêtement

---

(1) Le nombre des immeubles reliés à l'égout a suivi par contre une marche ascendante : 1,014, en 1877 ; 7.478, en 1880 ; 15,895, en 1885 ; 19,898, en 1890 ; 22,012, en 1892.

Au point de vue spécial de la fièvre typhoïde, nous trouvons :

1 maison atteinte sur..............	49 canalisées.
1 — —	9 non canalisées.
1 cas de mort sur.................	137 canalisées.
1 — —	43 non canalisées.

intérieur, tandis que pour les fosses fixes, les matières, y séjournant longtemps, entreront en putréfaction avant qu'elles ne soient vidangées et les diverses productions chimiques pourront à leur aise accomplir leur travail de destruction.

On a objecté aussi que les égouts, faisant baisser le niveau de la nappe souterraine, étaient perméables. Il n'en est rien.

L'expérience des drainages a depuis longtemps jeté la lumière sur le fait vrai de l'abaissement de la nappe d'eau. L'eau qui s'accumule à la face extérieure des drains y prend charge et coule le long de leur surface imperméable en gagnant les débouchés inférieurs des localités. (Trélat).

On a aussi signalé un fait pour démontrer la perméabilité des conduites. On a dit qu'autour des égouts, la terre était toujours plus humide qu'à distance, et on a voulu voir, en cela, la preuve de leur perméabilité. C'est le contraire qu'il faut dire : quand on place une masse imperméable, construite ou non, dans un sol perméable, l'humidité, qui descend de la surface à travers la terre, est arrêtée par l'obstacle du corps imperméable qu'elle habille d'eau. C'est le cas d'une roche de granit ou de porphyre, sur laquelle coule l'eau d'infiltration du sol supérieur. Plus le corps est imperméable, plus il se mouille à sa surface extérieure (Trélat). (1)

La seconde accusation capitale contre les égouts est que leur réseau forme « une des voies de distribution et » de répartition de la fièvre typhoïde. Ils distribuent les » infiniment petits, les microbes, sur tous les points du

(1) Rapport sur l'*Evacuation des Vidanges,* fait au nom d'une commission composée de MM. Bourneville, Durand-Claye, Hudelo, Kœchlin-Schwartz, Guéneau de Mussy, Lamouroux, A.-J. Martin, Napias, Perrin, A. Proust, Vallin, Vidal et Em. Trélat, rapporteur. 1882.

» territoire d'une ville, ils établissent comme une circu-
» lation générale des microbes, » (Poincaré).

Nous réfuterons cette objection en disant que l'homme
devant l'autorité duquel tout s'incline, Pasteur, a montré
qu'il n'y avait pas lieu d'être si timoré à l'égard de la
propagation des maladies contagieuses par la vidange à
l'égout, car « toutes les craintes exprimées sont purement
» théoriques. »

Enfin, les expériences de M. Miquel ont prouvé qu'en
raison de l'humidité constante qui règne dans les égouts,
l'air n'y contient qu'un petit nombre de germes qui sont
généralement entraînés, selon le sens de l'écoulement de
l'eau, dans la canalisation souterraine.

Quoi qu'il en soit des objections apportées au système
du *Tout à l'égout*, nous devons signaler comme avantages
de ce procédé, l'*évacuation prompte, complète et économique* des matières fécales, qui assurera avec un large
usage de l'eau à la toilette et dans les cabinets, la propreté de la maison.

Néanmoins, nous devons ajouter que nous n'admettons
le *Tout à l'égout*, qu'à la condition que l'eau sera toujours
distribuée en quantité plus que suffisante pendant les
périodes de pluies et de sécheresse, que les cabinets seront tous munis d'appareils à siphon hydraulique français
avec regard en cas d'obstruction, que les conduites des
eaux ménagères (ordures exceptées), pourvues d'un siphon, se déverseront aussi dans la canalisation.

Le *Siphon de pied* ou *Siphon de rue*, séparant le canal
particulier de la maison de l'égout, nous paraît inutile,
vu les inconvénients qu'amènerait un engorgement,
étant donné l'obturation hydraulique complète des siphons
de chaque conduite.

Les eaux de pluie devront pouvoir se déverser dans les
égouts par des bouches de rues, de manière à produire,

par leur poids, leur vitesse et leur masse, un nettoyage qui sera complété par des chasses, aussi fréquentes que possible, pratiquées par des réservoirs spéciaux.

Les points extrêmes en lesquels devront déboucher les grands collecteurs ne seront jamais les cours d'eau, dont la contamination certaine irait provoquer l'infection rapide des cités en aval.

L'épuration et l'utilisation agricole, d'après les travaux de MM. Grancher et Richard, constituent le meilleur traitement et le meilleur emploi que l'on puisse faire du *sewage* (1).

Quant aux ordures ménagères, elles ne doivent pas suivre à l'égout les matières excrémentitielles et les eaux usées.

Elles seront recueillies dans des vases métalliques à couvercle, vidés chaque matin et que l'on désinfectera souvent. Les municipalités devront veiller à ce que leur enlèvement s'opère régulièrement et complètement chaque matin, à la même heure, au moyen de tombereaux, non en bois et découverts comme ceux que nous voyons circuler matin et soir dans les rues de notre cité ; mais, au moyen de tombereaux métalliques à ouverture resserrée dans le haut et par laquelle seront reçues les ordures.

---

(1) Les germes pathogènes disposés dans le sol sont surtout cantonnés dans les couches les plus superficielles ; à la faible profondeur de 0m50 à 1 mètre, on n'en trouve plus que très peu. Ils se multiplient difficilement dans le sol, mais peuvent s'y conserver longtemps à l'état de spores. Les germes pathogènes du sol sont détruits par la concurrence des saprophytes ; ceux de la surface le sont surtout par l'action de la lumière solaire ; celle-ci doit être considérée comme un puissant agent d'assainissement ; la culture intensive, qui ramène successivement à la surface les germes de la profondeur, est le meilleur procédé pour détruire les germes pathogènes du sol. Une couche continue de 3 mètres de terre suffit, en général, pour protéger la nappe souterraine contre l'apport de germes pathogènes. (Congrès international d'hygiène et de démographie. — Paris, août 1889).

Nous ne voyons pas l'utilité de fours destructeurs, tels que le système Horsfall, Fryer, Warner, etc., dont l'emploi devient fort dispendieux pour les villes, « où « l'utilisation, comme engrais, des ordures ménagères et « des produits de balayage, peut avoir lieu ». (1).

L'établissement d'un réseau d'égouts, chaque fois qu'il pourra être établi, devant recevoir les eaux ménagères, les eaux pluviales et les matières excrémentitielles, nous paraît être le moyen le meilleur pour obtenir l'assainissement d'une ville, sous réserve des conditions d'aménagement indiquées plus haut. Il aura le double avantage de nous débarrasser des déchets rapidement et complètement et de nous faire avoir en abondance de l'eau, sans laquelle son établissement serait une grave cause d'insalubrité.

---

(1). Dr Du Mesnil. — Congrès d'hygiène, 1889.

La Ville de Toulouse est aujourd'hui encore sous le
régime malsain de la fosse fixe dite étanche. Nous disons
fosse fixe dite étanche, bien que certaines maisons possèdent le *tout à l'égout*, que nous estimons être, de la part
des propriétaires, une faute lourde, faute que l'autorité
locale ne devrait pas tolérer, étant donné que notre alimentation en eau est insuffisante et que les égouts n'ont
pas été faits pour recevoir des matières fécales. D'autres
maisons ne font jamais vidanger leurs fosses, ces dernières, grâce à l'absence d'un fond étanche, se vidant
d'elles-mêmes.

La nappe souterraine n'est pas à une grande profondeur,
puisqu'à la partie la plus déclive de la ville, la place du
Capitole, les caves de la mairie sont inondées lorsque
survient une légère élévation dans le niveau de la nappe.
De plus, les habitants de Toulouse n'ont pas tous l'eau
potable chez eux ; mais, presque tous ont un puits auquel
ils vont puiser pour s'épargner la fatigue d'un voyage à
la fontaine publique.

On comprend, donc, que la nappe souterraine et, par
conséquent, les puits peuvent être facilement contaminés
d'abord par les infiltrations des fosses perdues, ensuite
par celles de puisards qui servent de déversoir aux matières excrémentitielles diluées et aux eaux usées ; en troisième lieu, par les infiltrations que laissent échapper les
fosses fixes, dites étanches, et qui sont presque toutes
(sauf pour les maisons de date récente) de construction
ancienne.

Il est évident que cet état de choses ne peut que porter
atteinte à la salubrité de nos maisons et de notre ville et
que les maladies infectieuses, trouvant dans les foyers

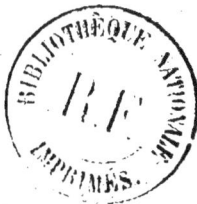

d'infection du sous-sol un point d'appui solide, pourront un jour éclater sous forme d'épidémies graves, ou miner la santé des habitants qui disparaîtront, atteints isolément, de la fièvre typhoïde, de la dysenterie, de la variole ou de la diphtérie. Le caractère isolé de ces affections ne mettra pas toujours en éveil l'attention du médecin, qui attribuera la maladie à une cause quelconque, parfois difficile à trouver, et que l'état d'insalubrité de notre cité suffit à expliquer.

Il s'ensuit que le chiffre de la mortalité reste stationnaire et assez élevé.

Tandis que Paris a vu sa mortalité décroître de 25,37 %₀, en 1880, à 19,8 %₀ en 1894, soit une différence en moins de 5,27 %₀ (1), que nous avons indiqué plus haut qu'à Berlin, le chiffre de la léthalité s'est abaissé de 29, 7 %₀ en 1877, à 20,2 %₀ en 1892, soit 9,5 %₀ de moins; qu'il est de 17,9 %₀ en Angleterre; de 22,9 %₀, après avoir été de 31 %₀ à Bruxelles; nous trouvons qu'à Toulouse, il est de 24 %₀.

Par son climat, par sa situation dans une vaste plaine, sur les bords d'un beau fleuve, par le *vent d'autan* qui balaie la ville depuis les *côteaux de Pech-David* jusqu'à son extrémité opposée, en manière de chasse, Toulouse

---

(1) Malgré cette différence notable nous trouvons à Paris :
En 1892, sur 54,536 décès, 16,397 décès causés par des maladies nettement évitables.

— 1893, — 52,955 — 15,627 — — — —
— 1894, — 49,205 — 15,268 — — — —

(Statistique de M. J. Bertillon).

Et dans l'ensemble de la population française, on voit encore, tous les ans, 12,000 décès par variole, 23,000 par fièvre typhoïde et jusqu'à ces derniers temps (avant la découverte du sérum antidiphtéritique de Roux, 30,000 décès par diphtérie. Quant à la tuberculose, maladie microbienne, contagieuse, évitable, elle tue, à Paris seulement, plus de 11,000 personnes tous les ans. (11,599 en 1892; — 11,701 en 1893; — 11,778 en 1894.)

devrait être une des villes où le chiffre de la mortalité est le plus bas.

Il n'en est pas ainsi, et cela tient à ce que le sol est contaminé, à ce que l'eau fait défaut, à ce que l'eau est impure ; cela tient encore, et pour une large part, à ce qu'il n'y a pas de bureau d'hygiène, que la commission des logements insalubres n'existe que virtuellement et que, par conséquent, les améliorations en vue de la salubrité ne peuvent être apportées.

Que l'on dénonce l'état infect et repoussant dans lequel se trouvent certains quartiers, le quartier *Saint-Charles* (près des boulevards) et le quartier *Saint-Georges* (compris entre la place Saint-Georges et la rue du Conservatoire) par exemple, que l'on oblige le propriétaire à faire les réparations urgentes, ne serait-ce que donner aux logements une aération suffisante et remplacer au cabinet le siège à la turque sans fermeture aucune par une cuvette munie d'une fermeture à valve métallique, que la municipalité fasse exécuter les règlements qu'elle a en mains, règlements relatifs au nettoyage des rues, et nous verrons dès lors une amélioration notable survenir dans l'état sanitaire de notre ville.

Que l'on établisse maintenant un système d'égouts, complet qui nous permette d'éloigner, aussitôt après leur production et leur évacuation, les matières excrémentitielles et les eaux usées ; que l'on nous fournisse, en quantité suffisante, une eau d'une qualité au-dessus de tout soupçon ; que l'on exproprie et que l'on rase ces maisons où *grouille* une population nombreuse et d'une saleté repoussante ; que l'on crée de belles et larges percées, des squares qui donnent partout de l'air et de la lumière en abondance, et on fera de Toulouse une ville de santé florissante, dans laquelle on sera heureux de vivre et dont la population augmentera précisément parce qu'on aura su l'empêcher de disparaître en faisant avec succès une guerre sérieuse aux maladies infectieuses et contagieuses si nettement évitables.

Mais nous le savons, tout ne se fait pas aussi vite qu'on le désire ; il est des questions d'ordre économique que nous n'avons pas à examiner, mais qui existent cependant.

Néanmoins, Toulouse ne veut pas rester en arrière ; elle comprend que ne pas entreprendre des travaux d'assainissement serait une faute grave dont personne n'est soucieux de prendre la dure responsabilité.

Des rues, des boulevards ont été percés, des voies ont été élargies ; nous l'avons vu, dans le chapitre précédent, la municipalité a mis à l'étude un projet tendant à nous donner d'abord de l'eau de source comme eau potable (1), et plus tard à établir une nouvelle canalisation qui nous fournira de l'eau de rivière comme eau d'arrosage, d'irrigation.

C'est alors seulement que nous aurons de l'eau en abondance, que l'on pourra, nous ne disons pas songer, on y songe déjà, mais entreprendre l'établissement si nécessaire et si désiré d'un réseau d'égouts.

Pour le moment, il n'existe que quelques conduites dans certaines rues de la ville (32 à 34 kil. d'égouts sur 400 kil. de rues).

Elles n'ont d'autre but que de conduire à la Garonne les eaux de pluies et les eaux d'arrosage des rues ; mais ce but est incomplètement rempli, car pour atteindre une bouche d'égout, les eaux ont à parcourir un chemin, par-

(1) Avant-projet de M. Quintin, ingénieur de la ville.

fois fort long, qui leur permet de filtrer entre les joints perméables des pavés des ruisseaux (1).

Ces galeries souterraines déjà construites serviront.

En effet, il sera facile d'établir une canalisation à petite section en poterie vernissée de chaque côté de la chaussée, recevant, chacune, les branchements particuliers des maisons dont l'emboîtement ne devra pas se faire perpendiculairement sur la canalisation de rue, mais devra y arriver en décrivant une courbe qui permette aux matières et aux eaux de tomber dans la canalisation dans le sens du courant.

Ces conduites de rues, au fur et à mesure que l'on quittera les points extrêmes pour se rapprocher des galeries ou des collecteurs, auront un diamètre croissant pour suffire à la masse d'eau qui s'écoulera. On arrivera ainsi aux grands collecteurs, existant déjà, qui amèneront les eaux à quelque distance de Toulouse, dans cette plaine où la culture ne donne que de faibles résultats, et qui finira par acquérir le degré d'intensité de celle de Gennevilliers et d'Achères, dont les débuts sur un sol sablonneux ne laissèrent pas de prêter à la critique.

(1) Toulouse possède : un grand collecteur qui part de la place Saint-Étienne, passe rue du Rempart-Saint-Étienne, puis sous la rue Malaret et aboutit, en biais, à la rue Saint-Antoine-du-T, traverse en dessous le square Lafayette, le marché Victor-Hugo et arrive aux boulevards qu'il suit jusqu'à la caserne du 23e d'artillerie ; il oblique alors à gauche, croise le canal de Brienne et vient déboucher dans la Garonne, près du Bazacle. Il reçoit, place Matabiau, un grand égout partant de la place Rouaix et longeant toute la rue Alsace. Un deuxième collecteur va de la rue des Tourneurs (place Esquirol) au Pont suspendu Saint-Pierre en passant place du Capitole et rue Pargaminières. Des égouts de rue suivent encore certaines voies et se rendent directement à la Garonne, du côté du quai de Tounis.

Sur la rive gauche, se trouve un grand collecteur allant de l'avenue de Tournefeuille à la Garonne, au niveau du nouveau Château-d'Eau. Il reçoit l'égout provenant de la rue des Arcs-Saint-Cyprien et de la rue Viguerie.

Dans les points déclives de la canalisation, des machines élévatoires faciliteront aux eaux le départ d'un lieu
plus élevé pour se rendre, grâce à la pente des conduites, sur les terrains à irriguer.

Là cependant ne doit pas être le point d'arrêt définitif.
Jusqu'à ce jour, l'épandage, l'utilisation agricole des
eaux d'égout semble être le procédé le meilleur et le
plus ingénieux pour éloigner les déchets, tout en les
rendant utiles.

Il arrivera peut-être un jour, où les égouts conduiront
les *sewages* à une usine, dans laquelle les matières contenues dans l'eau seront traitées pour en faire des engrais
dont l'hygiène n'aura plus à redouter les effets et où les
gaz toxiques, provenant de ces combinaisons chimiques,
seront brûlés par le feu.

On a essayé à Toulouse dernièrement (il y a 3 ou 4 ans),
d'établir une usine à engrais dans laquelle toutes les
transformations des matières auraient été faites en vase
clos pour éviter l'infection, par l'air, des environs de
l'usine; mais on laissait subsister la vidange par les
pompes, la vidange par le seau, car on ne construisait
pas une canalisation spéciale qui amenât souterrainement
les matières au point où aurait eu lieu cette transformation en engrais.

L'enquête *de commodo et incommodo* a conclu que
l'usine constituerait un foyer d'infection pour le voisinage. Il ne s'est pas trouvé beaucoup de partisans pour
soutenir ce projet.

Avec le progrès, vers lequel nous continuons à mar-
cher, peut-être arrivera-t-on, de ce côté-là, à une solution
pratique que nous n'avons aujourd'hui ni à envisager, ni
à expliquer, ni à défendre.

Mais revenons à la canalisation à petite section.

Etant donnée la masse considérable des matières que déverseront tous les jours dans les égouts de rue les sept à huit mille maisons de Toulouse, nous pourrions avoir à redouter les obstructions occasionnées par un amas trop considérable de solides, soit à un coude de la canalisation, soit à un plan déclive, malgré la chasse d'eau faite dans les branchements particuliers, chasse qui conserverait jusqu'à l'égout de rue son effet utile, vu le diamètre restreint des conduites et la masse d'eau qui arriverait, dans ces mêmes conduites, à la suite d'une pluie abondante.

On pourrait adopter le procédé de M. Mouras, qui, dès 1881, proposait, dans le *Cosmos*, de faire arriver, dans une fosse étanche remplie d'eau, les matières fécales, lesquelles, au bout d'un certain temps, se dissolvaient sans laisser d'autre trace qu'une coloration jaune-brun du liquide dégageant une légère odeur (1).

(1) Ce procédé a donné à M. Cameron l'idée d'un procédé analogue, mais plus scientifique, qu'il a appliqué dans une ville de l'ouest de l'Angleterre, Exeter.

Procédé Cameron. — Il repose sur l'action bactériologique, tant pour l'oxydation de la matière organique en dissolution, que pour la destruction de celle tenue en suspension. L'eau d'égout est soumise successivement à l'action des ferments anaérobies et aérobies. Dans un réservoir clos, à l'abri de la lumière et de l'air, du moins dans la mesure du possible, le *sewage* subit d'abord une attaque *septique*, qui a pour effet de dissocier les éléments des substances organiques solides, en donnant de l'eau, de l'acide carbonique, de l'ammoniaque, etc. Au sortir du réservoir, toutes les parties solides ont disparu ; le liquide a pris une couleur jaune brun et dégage une légère odeur. Il se rend alors sur des filtres de menu coke ou de débris de terre cuite, en passant sur une table d'aération, où il perd, par le fait du commencement d'oxydation qui se produit, la faible odeur qu'il présentait. Les filtres sont calculés de façon à ne fonctionner qu'à tour de rôle et à avoir un repos de plusieurs jours, toutes les trois semaines environ. Le procédé de Cameron a donné des résultats satisfaisants. L'analyse chimique a montré que l'eau d'égouttement des filtres ne contient plus que 0 gr. 66 d'azote organique par mètre cube de liquide, soit environ 5 fois moins que la limitation admise en Angleterre par la commission de la pollution des rivières pour les eaux pouvant encore être déversées sans inconvénients dans un cours d'eau.

Au moyen d'une conduite, faisant communiquer la fosse avec l'égout de la ville, ce dernier ne recevait à la fois qu'une quantité d'eau égale à celle envoyée des cabinets, dans la fosse, et à celle déplacée par les matières.

Par ce procédé, on n'enverrait, dans la canalisation à petite section, que de l'eau contenant des matières dissoutes qui n'obstrueraient jamais les conduits, ce liquide servirait à irriguer des prairies et des vignobles, ainsi que l'application en a été faite avec des eaux provenant des usines de M. Herzog, au Logelbach, en Alsace (1).

D'après les indications sommaires que nous avons données sur l'infection des puits et de la nappe souterraine, sur la mauvaise aération, sur le mauvais état des lieux d'aisance, on peut voir que les maladies infectieuses tirent la plupart du temps leur origine de la contamination de l'eau que l'on boit, de la contamination du sol qui, sous l'influence de certains courants, envoie par sa surface des émanations gazeuses délétères, de la viciation de l'air (défaut d'aération ou une aération inefficace) et de la mauvaise installation des cabinets d'aisances, dont les appareils à fermeture nulle ou défectueuse, mettent sans cesse l'atmosphère des appartements en communication avec celles des fosses et des tuyaux de chute.

Les tableaux suivants nous indiqueront quelle a été la mortalité à Toulouse depuis 1893 : par tuberculose, fièvre typhoïde et maladies infectieuses (dysenterie, érysipèle, variole, rougeole, scarlatine, diphtérie) (2).

(1) M. Thierry-Mieg. — *Annales industrielles,* 24 août 1884.

(2) M. le Docteur Candelon a bien voulu mettre à notre disposition ses travaux de statistique sanitaire de la ville de Toulouse. Nous l'en remercions bien sincèrement, car nous avons pu rechercher les chiffres de la mortalité par maladies infecto-contagieuses pour les années : 1893, 94, 95, 96, 97 et les apporter, dans notre travail, heureux d'en garantir l'exactitude.

Année 1893

	Mortalité totale.	Tuberculose.	Fièvre typhoïde.	Fièvres { infectieuses. éruptives. contagieuses. }
Janvier.........	397	37	6	29 (Rougeole : 12)
Février.........	322	42	4	22 (Rougeole : 14)
Mars...........	394	40	1	37 (Rougeole : 24)
Avril..........	313	38	3	32 (Rougeole : 21)
Mai............	254	38	1	28 (Rougeole : 5)
Juin...........	312	23	3	71 (Choléra : 13)
Juillet........	306	34	5	78 (Choléra : 5)
Août..........	264	40	2	34
Septembre......	202	29	2	25
Octobre........	232	34	3	19
Novembre.......	272	29	2	24
Décembre.......	311	42	3	13
	3,579	426	35	412

Année 1894

	Mortalité totale.	Tuberculose.	Fièvre typhoïde.	Fièvres { infectieuses. éruptives. contagieuses. }
Janvier.........	385	40	1	21
Février.........	269	29	1	13
Mars...........	359	45	2	18
Avril..........	292	38	3	17
Mai............	283	31	3	14
Juin...........	254	36	1	39
Juillet........	297	42	4	73
Août..........	276	30	3	58
Septembre.......	235	29	6	27
Octobre........	282	32	6	23
Novembre	244	29	4	26
Décembre	392	38	2	15
	3,568	419	36	344

Année 1895

	Mortalité totale.	Tuberculose.	Fièvre typhoïde.	Fièvres { infectieuses. éruptives. contagieuses.
Janvier............	500	35	1	15
Février............	405	44	4	11
Mars..............	320	37	1	8
Avril..............	262	31	2	13
Mai...............	252	40	1	12
Juin...............	216	24	»	15
Juillet.............	278	43	2	59
Août..............	287	38	3	80
Septembre........	278	34	4	79
Octobre...........	262	19	7	41
Novembre.........	280	22	6	15
Décembre.........	246	26	1	10
	3,586	393	32	358

Année 1896

	Mortalité totale.	Tuberculose.	Fièvre typhoïde.	Fièvres { infectieuses. éruptives. contagieuses.
Janvier.........	296	38	2	12
Février.........	290	35	1	15
Mars...........	296	34	5	13
Avril..........	287	34	5	20
Mai...........	289	32	9	12
Juin..........	242	32	7	29
Juillet.........	300	20	9	71
Août..........	245	34	7	42
Septembre.......	242	29	5	23
Octobre.........	254	34	6	21
Novembre.......	267	35	7	8
Décembre.	264	21	2	26
	3,272	387	65	292

Année 1897

	Mortalité totale.	Tuberculose.	Fièvre typhoïde.	Fièvres { infectieuses. éruptives. contagieuses.
Janvier..........	317	31	1	14
Février..........	288	31	2	22 (Rougeole : 14)
Mars............	303	33	8	14
Avril...........	240	26	4	11
Mai.............	264	35	5	10
Juin............	241	34	3	15
Juillet..........	316	30	2	38
Août...........	286	24	7	27
Septembre.......	260	29	9	16
Octobre.........	236	19	3	16
Novembre.......	214	14	1	8
Décembre.......	318	32	1	10
	3,283	338	46	201

D'après cette statistique, nous remarquons que la mortalité générale ne varie pas dans de sensibles proportions :
3,579 — 1893; 3,568 — 1894; 3,586 — 1895;
3,272 — 1896; 3,283 — 1897.

La mortalité par tuberculose reste sensiblement égale.

La fièvre typhoïde fait en 1896 deux fois plus de victimes que pendant les trois années précédentes et un tiers en plus que l'année suivante.

Les fièvres infecto-contagieuses indiquent une diminution assez notable en 1896 et en 1897.

Le chiffre de la mortalité générale s'élève, pour notre ville de 150,000 habitants, à 24 °/₀₀.

Quant à la tuberculose, à la fièvre typhoïde et aux maladies infecto-contagieuses, par rapport à la mortalité générale, il est de :

	TUBERCULOSE	FIÈVRE TYPHOÏDE	FIÈVRES INFECTO-CONTAGIEUSES
1893	11.9 %	1 %	11.5 %
1894	11.7 %	1.1 %	9 %
1895	10.9 %	0.9 %	9.9 %
1896	11.8 %	1.9 %	8.9 %
1897	10.2 %	1.4 %	6.1 %

Comme on le voit d'après la statistique précédente, la mortalité par fièvre typhoïde et par fièvres infecto-contagieuses, est encore très élevée.

Mais, on parviendra à l'abaisser en entreprenant de sérieux travaux d'assainissement.

En Angleterre, la moyenne de la mortalité par fièvre typhoïde dans un intervalle de cinq ans (1893-97) a été de 1.90 à 2.10 par 10000 habitants; elle a été, à Toulouse, de 2.80 par 10000 habitants pour la même période, et cependant Toulouse est la ville où la mortalité par fièvre typhoïde est la plus faible.

Pour les fièvres infecto-contagieuses, la moyenne a été, pour la même période, de 14.27 par 10000 habitants en Angleterre, et, à Toulouse, de 21.43 par 10000 habitants pour le même laps de temps.

M. le Dr Larrouy (1), dans son étude sur la fièvre typhoïde à Toulouse, établit, comme cause de cette affection, l'infection par le sol. Il a indiqué, dans un cartogramme de la ville de Toulouse, quels étaient les quartiers plus particulièrement atteints.

Nous avons visité, maison par maison, quelques rues des différents quartiers et nous avons trouvé, sur 314 maisons visitées, une moyenne de 2.5 cabinets par maison, ce qui donne un total de 785 closets :

Fosses à fond perdu ou très rarement vidangées..	70
— se vidant dans des puisards	46
— — moins d'une fois par an.........	90
— — une ou deux fois par an........	108
TOTAL......	314

Sur 785 closets :

Cabinets avec trou à la turque ou pots de siège sans valve.	380
— avec valve métallique.................	226
— — — et effet d'eau.....	168
— — siphon........................	11
TOTAL......	785

L'infection du sol et du sous-sol se produirait donc d'une manière certaine 116 fois sur 314 cas, c'est-à-dire dans une moyenne de 37 0/0 environ ; nous considérons

(1) *La fièvre typhoïde à Toulouse,* thèse (1897).

que les fosses, vidées moins d'une fois ou une ou deux fois l'an, sont absolument étanches (ce qui n'arrive pas souvent, d'après ce que nous avons vu). Quant à la viciation de l'air du closet et de l'appartement, elle se produit 774 fois sur 785, car nous n'admettons pas que l'obturation soit suffisante par les appareils à valve métallique avec ou sans eau.

D'après nos recherches, et en comptant sept mille maisons à Toulouse, nous arriverions au chiffre fantastique de 2,500 fosses souillant continuellement le sous-sol et contaminant la nappe souterraine. Mais, nous nous hâtons de le dire, nous ne pouvons pas donner ce chiffre comme étant d'une exactitude indiscutable, car notre enquête s'est bornée à quelques rues des quartiers les plus éprouvés par la fièvre typhoïde, et qu'il faudrait pousser plus loin les recherches, de manière à pouvoir calculer sur un chiffre beaucoup plus élevé de maisons.

Ce que nous pouvons toutefois affirmer, c'est que dans deux quartiers que nous avons parcourus, celui de la Côte-Pavée et celui de Saint-Cyprien, à proximité du Cimetière surtout, ou bien les maisons ne possèdent pas de latrines et alors on pratique le tout au ruisseau ou à la rue, ou bien les maisons possèdent des latrines, situées au fond d'un petit jardin. Les unes sont munies de pots de siège, sans valve, naturellement, disposés sur un immense trou ; d'autres sont faites de deux planches ayant un certain écartement et reposant par les deux extrémités sur les deux bords d'une fosse de 1 mètre de profondeur.

Nous avons vu, dans ces quartiers où très souvent le cabinet est unique pour tous les locataires, les latrines placées sous l'escalier, prenant air et jour dans ce dernier et infectant la maison entière. Ailleurs, le cabinet se trouve au fond du couloir d'entrée, dans une courette et à 1 mètre environ au-dessous des fenêtres de l'appartement du

1ᵉʳ étage. (1) Dans ces maisons, où l'insalubrité règne en souveraine, nous avons eu l'occasion de rencontrer des tuberculeux et des anémiques en grand nombre, et quelques typhoïsants.

Des puits distants de 3 et 4 mètres de la fosse, alimentent encore certaines familles, qui pourraient trouver à la fontaine publique, située à quelques pas de chez elles, une eau meilleure.

Les épidémies de fièvres infecto-contagieuses se déclarent surtout après de fortes pluies, ce qui nous confirme dans l'idée, émise par M. le Dʳ Larrouy et que nous partageons pleinement, que c'est l'infection du sol qui sert de point de départ; l'eau tombant sur la terre et y pénétrant, favorise le dégagement de gaz et de vapeurs humides, pouvant contenir des microbes pathogènes, que les courants d'air distribuent sans compter.

L'attention des hygiénistes ne doit pas se laisser distraire ; car les existences que l'on ne manquera pas de sauver, en opérant dans la ville des travaux d'assainissement, seront, pour cette même ville, une source évidente de richesse.

M. Farr évalue la valeur moyenne de la vie humaine en Angleterre à 3,875 fr. (2)

Nous considérons cette moyenne comme un peu trop élevée et nous ne croyons pas qu'elle dépasse 2,500 fr. en France.

(1) Dans une belle maison, bien habitée, d'une de nos rues les plus fréquentées et les plus centrales, nous avons trouvé un cabinet de rez-de-chaussée dont la conduite s'engorgeait très fréquemment et qui l'était quand nous le vîmes. Les matières débordaient et le couloir, se trouvant au même niveau, était souillé par ce liquide infect se glissant sous la porte et répandant dans la cage de l'escalier une odeur écœurante.

(2) *The minimum value of the population of the United Kingdom, men, Women and children is 159 livres sterling a head ; that is the value inherent in them as a productive, money earning race.* W. Farr, Vital statistics (p. 61).

Si donc les travaux d'assainissement abaissent la mortalité de 24 %₀ à 20 %₀ seulement à Toulouse (1), nous obtiendrons une différence de 4 %₀, c'est-à-dire que pour une population de 150,000 habitants (comme est celle de notre cité), on sauverait, par an, près de 600 existences, qui donnent avec le chiffre de 2,500 fr., valeur moyenne de la vie humaine, la somme de 1,500,000 fr. que la ville perd annuellement.

(1) Et cela peut être, si l'on considère la diminution dans la mortalité par fièvres infecto-contagieuses des villes dans lesquelles ont été faits des travaux sérieux d'assainissement.

DEUXIÈME PARTIE

DEUXIÈME PARTIE

CHAPITRE PREMIER

Administration et législation sanitaires en France.

Les diverses mesures prophylactiques doivent, si l'on veut que l'application en soit assurée, trouver leur sanction dans un certain nombre de dispositions légales et administratives. C'est l'ensemble de ces dispositions qui constitue la *législation sanitaire*, dont le but est de préserver et de maintenir la santé publique.

La connaissance de ces diverses mesures prophylactiques n'est pas innée, et seuls, les hommes qui ont fait des études et des travaux dans cette voie, ont la compétence nécessaire pour les faire connaître. Le législateur doit donc s'adresser à eux, doit s'inspirer de leur conseils, de leurs indications ; mais il ne peut se renseigner auprès d'un seul ; il lui faut l'avis d'un grand nombre : les conseils d'hygiène, dont le but est de rechercher précisément les mesures à prendre pour combattre tout ce qui porte atteinte à la santé publique, et dont les conclusions, pour chacune des questions examinées, ont en elles-mêmes l'autorité incontestable que leur a donnée la discussion, lui sont d'un précieux secours.

Ces conseils d'hygiène doivent avoir une organisation bien établie, bien fixée par l'autorité supérieure ; ils forment de véritables services, services d'hygiène publique, dont l'ensemble constitue l'*Administration sanitaire*.

Administration sanitaire et *législation sanitaire* sont deux questions d'un intérêt considérable qui prennent tous les jours l'importance plus grande que leur valent les progrès quotidiens de la science, de nos connaissances en hygiène. Leur étude en est délicate, difficile, car on se heurte souvent à cette législation, vieillie en certains points, à cette administration défectueuse, parce qu'elle est incomplète et qui, toutes deux, réclament, de si impérieuses modifications.

Nous n'avons pas une autorité suffisante pour chercher à indiquer, à préciser ces modifications ; nous nous bornerons à faire connaître ce qui existe, ce que l'on pourrait faire, en nous inspirant des travaux des hygiénistes qui, depuis longtemps, émettent des vœux dont la réalisation possible est toujours retardée et, par ce fait, rendue incertaine ; nous essayerons ainsi d'exposer à quel point en est la question à l'étranger.

Ce travail, et nous voulons tout d'abord nous en excuser, n'aura pas la précision et l'ampleur que le sujet exige ; mais ce n'est là qu'une ébauche que nous comptons reprendre plus tard, en lui donnant l'importance qu'elle réclame.

1° Administration sanitaire.

La première pensée de l'établissement d'une véritable *Police de santé* revient à Jean II, surnommé le Bon, fils de Philippe de Valois, en 1356.

Deux siècles plus tard, les lieutenants de police La Reynie et Lenoir faisaient appel aux lumières du corps médical en vue d'une *Surveillance sanitaire*.

Mais le premier pas important fait en France pour l'établissement d'un service d'hygiène publique, date de la fondation, en 1776, de la *Société royale de médecine*. Cette *Société*, entièrement indépendante, libre dans ses actes, avait néanmoins, pour les questions de sa compétence, voix consultative, à laquelle les pouvoirs publics d'alors eurent souvent recours et qui exerça une heureuse influence sur les questions sanitaires qui lui furent soumises.

Mais les villes françaises importantes, ressentant l'insuffisance de la *Société royale*, qui ne pénétrait pas dans le détail des questions qu'elle étudiait, se donnèrent une administration sanitaire propre.

A la date du 18 messidor an VIII (6 juillet 1802), M. le préfet de police Dubois institua le *Conseil de salubrité* de la Seine : De 1822 à 1831, Lyon, Marseille, Lille, Nantes, Troyes, Rouen et Bordeaux se dotèrent d'un conseil analogue au Conseil de salubrité de la Seine. En 1822 (1), on créa à Paris le *Conseil supérieur de santé*, qui essaya de centraliser les services de l'hygiène publique, et que l'on rattacha au ministère de l'intérieur.

On pouvait attendre un résultat meilleur des efforts tentés en France pour l'établissement d'une administration sanitaire ; mais le *Conseil supérieur de santé* ne semble pas avoir eu une grande activité et une sérieuse influence.

Pendant près de trente ans, aucune modification ne fut apportée dans les services de l'hygiène publique. Ce ne fut qu'en 1848, le 10 août, que parut le décret signé par

(1) Ordonnance du 7 août 1822, art. 55.

E. Cavaignac et Thouret, donnant à la France une organisation sanitaire véritable. Le *Conseil supérieur de santé*
était supprimé (1); le *Comité consultatif d'hygiène publique* était créé et on le rattacha au Ministère du Commerce.

Le *Comité consultatif d'hygiène* (2) était chargé de l'examen de toutes les questions qui lui étaient transmises
par le ministre, spécialement en ce qui concerne :

La police sanitaire maritime ; les mesures à prendre
pour prévenir et combattre les épidémies ; la propagation
de la vaccine ; le régime des établissements d'eaux minérales ; l'institution et l'organisation des conseils et des
commissions de salubrité ; la police médicale et pharma-
ceutique ; la salubrité des logements, manufactures, le
régime des eaux au point de vue de la salubrité.

Le Comité indique au ministre les questions à soumettre à l'Académie de Médecine. Il est publié, chaque année, un recueil des travaux du Comité et des actes de
l'administration sanitaire.

Le Comité Consultatif d'Hygiène, composé primitive-
ment de sept membres, en comprend aujourd'hui vingt-
trois. (Décret, 30 sept. 1884.)

Un point important de cette réorganisation, c'est la
création du *Comité directeur des services de l'hygiène*

(1) Arrêté des 10-22 août 1848, art. 5.

(2) Arrêté du 10 août 1848 ; — décrets du 1er fév. et 2 déc. 1850 ; —
23 oct. 1856 ; — 5 nov. 1869 ; — 15 fév. 1879 ; — 7 et 14 octobre 1879 ;
— 4 mars 1881 et 8 mars 1884, relatifs à l'organisation du Comité consultatif d'hygiène publique.

Le *Journal Officiel* du 6 janvier 1889 porte, à la suite d'un rapport
adressé au président de la République par les ministres de l'intérieur, du
commerce, des finances, le décret suivant :

Art. 1er. — « Le service de l'hygiène publique est distrait du ministère
du commerce et de l'industrie et transféré au ministère de l'intérieur.
Toutefois, les établissements dangereux, insalubres ou incommodes, les
fabriques et dépôts de dynamite et autres matières explosibles, sont maintenus dans les attributions du ministre du commerce et de l'industrie. »

(art. 9), composé du président du Comité Consultatif d'Hygiène, de l'Inspecteur général des services sanitaires et du Directeur du commerce intérieur.

Ce Comité, dont les attributions n'ont pas été définies et que le Ministre couvre, peut avoir un champ d'activité très vaste. On est surpris que sur les trois membres qui le composent, deux peuvent ne pas être médecins.

Le 18 décembre 1848, fut pris un arrêté sur *l'organisation de Conseils d'hygiène publique et de salubrité.* (1)

« Article premier. — Dans chaque arrondissement, il y aura un Conseil d'hygiène et de salubrité. Le nombre des membres de ce Conseil sera de sept au moins et de quinze au plus.....

» Art. 2. — Les membres du Conseil d'hygiène d'arrondissement seront nommés par le Préfet et renouvelés par moitié tous les deux ans.

» Art. 3. — Des commissions d'hygiène publique pourront être instituées dans les chef-lieux de canton, par un arrêté spécial du Préfet, après avoir consulté le conseil d'arrondissement.

» Art. 4. — Il y aura, au chef-lieu de la Préfecture, un Conseil d'hygiène publique et de salubrité de département. Le nombre des membres sera de sept au moins et de quinze au plus.

» Art. 5. — Les Conseils d'hygiène seront présidés par le Préfet ou le Sous-Préfet, et les Commissions de canton, par le maire du chef-lieu....

» Art. 6. — Les Conseils d'hygiène et les Commissions d'hygiène se réuniront au moins une fois tous les trois mois, et chaque fois qu'ils seront convoqués par l'autorité....

Telle est la composition des Conseils d'hygiène publique et de salubrité qui doivent donc être au nombre de trois :

(1) A Paris, le Conseil d'hygiène publique et de salubrité est rattaché à la Préfecture de police ; dans les départements, à la Préfecture.

1° Conseil d'hygiène et de salubrité de département ;

2°   —   —   —   d'arrondissement ;

3° Commission —   —   de chef-lieu de canton.

L'arrêté du 18 décembre 1848 est encore en vigueur aujourd'hui ; l'organisation de nos Conseils d'hygiène est, par conséquent, la même qu'en 1848 ; leurs attributions sont aussi les mêmes :

« Art. 9. — Les Conseils d'hygiène d'arrondissement sont chargés de l'examen des questions, relatives à l'hygiène publique de l'arrondissement, qui leur seront renvoyées par le Préfet ou le Sous-Préfet.....

» Art. 12. — Le Conseil d'hygiène publique et de salubrité du département aura pour mission de donner son avis :

» 1° Sur les questions d'hygiène publique qui lui seront renvoyées par le Préfet ; 2° Sur les questions communes à plusieurs arrondissements ou relatives au département tout entier. Il fera, chaque année, au Préfet un rapport général sur les travaux des conseils d'arrondissement. »

Cette organisation ne pourrait que produire d'excellents résultats si l'autorité administrative n'avait pas la haute main sur ces services d'hygiène et si ces derniers avaient pu conserver leur droit d'initiative. (1)

D'après l'article 6 du précédent arrêté, nous remarquons que ces Conseils ou Commissions d'hygiène se réunissaient sur convocation du Préfet. Il paraît surprenant que le Préfet, qui n'est pas compétent en ces matières, soit le seul qui puisse convoquer ces Conseils et qu'il

(1) Une décision ministérielle du 2 juillet 1873 affirme que : *Sur toutes les questions d'hygiène, le droit d'initiative des Conseils est complet ; l'administration sera toujours empressée à profiter des renseignements et des études que ces Conseils lui soumettraient.*

Mais comment peut-il s'exercer ce droit, puisque les Conseils ne peuvent se réunir d'eux-mêmes, sans une convocation de l'autorité préfectorale ?

garde le droit d'apprécier l'importance hygiénique des questions qu'il leur demandera d'examiner.

C'est ainsi que, dans certains départements, les Conseils d'hygiène n'ont pas été réunis une seule fois dans le cours d'une année ; on en comptait 19 en 1877, d'après le rapport de M. Proust.

Dans quelques départements (Nord et Sarthe), on trouve, pour contrôler l'hygiène publique, des *Inspecteurs sanitaires*. C'est là une excellente institution, car ces Inspecteurs sont des hygiénistes qui ont reçu une instruction scientifique sérieuse et les conseils qu'ils donnent, doivent être pris en considération. Malheureusement, le Conseil d'Etat a limité leurs pouvoirs et les a mis sous la tutelle de l'Administration municipale, puisque il est dit que *ces fonctionnaires ne peuvent agir dans les communes qu'avec l'assentiment et le concours des autorités locales.*

C'est cette restriction qui a empêché la généralisation de cette institution.

Par l'ordonnance du 2 mai 1805, chaque arrondissement doit avoir un *médecin des épidémies*, nommé par le Préfet.

Il doit, dans un rapport annuel, adressé à l'Administration et transmis par cette dernière à l'Académie de médecine, rendre compte de son mandat et de l'état sanitaire de son secteur. L'arrêté du 1er septembre 1851, porte que le *médecin des épidémies*, est de droit membre du Conseil d'hygiène de l'arrondissement.

Mais puisque nous avons nommé l'*Académie de médecine*, nous devons dire qu'elle fait partie de l'Administration sanitaire : elle a été créée en 1820.

C'est elle qui reçoit les rapports des *médecins des épidémies* et qui les résume dans un exposé de l'état sanitaire du pays. Elle constitue l'autorité scientifique la plus élevée au double point de vue médical et hygiénique : c'est à l'Académie de médecine que le Ministre envoie les questions sanitaires importantes, pour qu'elle fasse connaître son avis.

Le chef suprême de l'hygiène publique en France est le Ministre de l'Intérieur.

Il y a de plus, au Ministère de l'Intérieur, une *Direction de l'Assistance et de l'hygiène publiques*.

En outre de ces divers services, il existe une organisation, que nous n'avons pas à examiner ici, car elle est trop spéciale et n'a aucun rapport avec l'étude que nous avons eue en vue.

Elle comprend : l'inspection des pharmacies, l'inspection des eaux minérales, l'inspection des enfants dans les manufactures, que nous pourrions résumer sous la dénomination : *hygiène, administration et législation industrielles* ; la protection des enfants en bas âge, confiée à un *Comité supérieur de protection du premier âge ;* enfin l'Assistance publique ; ces deux dernières peuvent être groupées sous le nom de : *Rapports de l'hygiène, de l'Administration et de la législation* avec la *personne* ; d'autres questions rentrent dans cette catégorie et feront l'objet, avec la question de l'*Administration et de la législation industrielles*, de travaux ultérieurs.

Ces divers services constituent l'administration centrale, chaque division se rattachant, par des intermédiaires, à la *direction de l'assistance et de l'hygiène publiques*. Mais il est une deuxième administration qui occupe une place dans cette organisation et cette administration générale : c'est l'administration locale. Elle surgit la première ; elle naît des nécessités les plus urgentes et pourrait, à la rigueur, suffire. Chez quelques nations voisines, l'hygiène publique n'est guère que municipale. Mais on comprend facilement que le champ, dans lequel se meut cette administration locale, est restreint, que les questions ne peuvent être que superficiellement examinées et, partant, imposées avec hésitation : il leur manque l'appui, l'autorité de la discussion que l'on retrouve dans les règlements de l'administration centrale, pour l'élaboration desquels les divers Conseils d'hygiène sont consultés.

Néanmoins, si l'administration locale se libérait des hésitations que son incompétence (qu'elle reconnaît parfaitement), des questions sanitaires, provoque chez elle, elle a en main des armes suffisantes, que la loi lui a concédées.

Administration sanitaire départementale. — Le paragraphe 9 (art. 2, section III) de la loi de 1789 (1), charge l'administration départementale de veiller *au maintien de la* SALUBRITÉ, *de la* SURETÉ *et de la* TRANQUILLITÉ *publiques*, en réservant les attributions de l'autorité municipale. Le préfet paraît avoir des pouvoirs illimités ; ce qui semble l'indiquer, c'est le terme très général de *salubrité*, qui n'est restreint par aucune disposition annexe ; il pourrait donc en user, en prenant les avis des membres des conseils d'hygiène d'arrondissement, de département et en s'inspirant des modifications heureuses, apportées dans certains départements du territoire.

Mais le maire est aussi chargé de veiller au maintien de la salubrité, de la sûreté et de la tranquillité publiques ; les deux pouvoirs vont alors se heurter, se contrarier.

Ce qui se dégage du texte même de la loi est, en premier lieu, le droit de surveillance et d'inspection de l'autorité suprême ; ce droit comporte celui de suspendre

(1) Décret sur la constitution des assemblées primaires et des assemblées administratives (22 déc. 1789).

l'exécution des règlements de police faits par le maire, en particulier, en matière de salubrité.

En deuxième lieu, le préfet peut, dans l'intérêt de la *salubrité*, de la *sûreté* et de la *santé* publiques, faire des règlements généraux devant lesquels tombent les arrêtés locaux existants, et que des arrêtés municipaux postérieurs ne peuvent modifier. La jurisprudence de la Cour de cassation est formelle sur ce point.

En troisième lieu, le préfet ne peut faire de règlements *généraux*, de police, applicables au département tout entier, pour des objets autres que la *sûreté*, la *salubrité* et la *tranquillité* publiques.

Mais la loi du 18 juillet 1837 donne au préfet le pouvoir de se mettre aux lieu et place du maire négligeant ou récalcitrant, pour faire les actes que la loi ordonne au maire d'établir. En se conformant à cette loi, la jurisprudence a décidé que le préfet peut, en sa qualité de délégué du pouvoir exécutif, par voie de règlement général de police, ordonner dans son département, les mesures de santé générales, énoncées en l'art. 3 de la loi de 1790, que ces règlements sont légaux et obligatoires en tant qu'ils s'appliquent à la sûreté, à la salubrité publiques; le préfet ne peut se substituer au maire pour faire un règlement d'intérêt local (1). On peut s'en assurer en lisant les notes de M. Duvergier dans son recueil des lois civiles (1837) :

« Un maire, dit-il, ne croirait pas nécessaire de prendre un arrêté de police municipale sur un objet d'intérêt purement local, le préfet pourrait le stimuler, le blâmer, le suspendre ou provoquer sa révocation, mais il n'aurait pas le droit de faire lui-même cet arrêté. »

(1) Cassation ; Ch. réunies, 12 sept. 1845. — 27 janv. 1854. Cass., 1858. Dalloz, 1858. — Cass., 14 déc. 1867, — 27 janv. 1854. — 30 nov. 1863.

Mais maintenant, d'après l'art. 99 de la loi du 5 avril 1884 :

« Les pouvoirs qui appartiennent au maire, en vertu de l'art. 91, ne font pas obstacle au droit du préfet de prendre, pour toutes les communes du département ou plusieurs d'entre elles, et dans tous les cas où il n'y aurait pas été pourvu par les autorités municipales, toutes mesures relatives au maintien de la salubrité, de la sûreté et de la tranquillité publiques.

« Ce droit ne pourra être exercé par le préfet à l'égard d'une seule commune, qu'après une mise en demeure au maire restée sans résultat. »

Les pouvoirs des préfets en matière de salubrité publique sont, donc, beaucoup plus étendus et, par ce fait, leur imposent une grande responsabilité, car ils ne peuvent pas se désintéresser de ce soin en se retranchant derrière le droit propre des autorités locales et leur impuissance à vaincre leur inertie; ils doivent agir avec ou sans le concours des municipalités.

Administration sanitaire municipale. — L'Administration municipale, de son côté, a ses attributions nettement établies par la loi de 1790 (1) et confirmés par les lois ultérieures (2).

« La police municipale a pour objet d'assurer le bon ordre, la sûreté et la salubrité publiques : elle comprend notamment..... 6° le soin de *prévenir*, par des précautions convenables, et celui de *faire cesser*, par la distribution des secours nécessaires, les accidents et les fléaux calamiteux, tels que les incendies, les inondations, les maladies épidémiques ou contagieuses, les épizooties, en provoquant, s'il y a lieu, l'intervention de l'administration supérieure »,

(1) Décret sur l'organisation judiciaire, 16-24 août 1790, §5, art. 3, tit. XI.
(2) 5 mai 1855, 24 juillet 1867 et enfin la loi sur l'organisation municipale des 5-6 avril 1884, § 6, art. 97, tit. III.

De même que l'Administration départementale, l'Administration municipale a des attributions assez étendues ; elles sont bien indiquées, bien spécifiées dans les divers alinéas de l'article 97, dont nous n'avons retenu que le paragraphe 6.

L'Administration municipale prend des arrêtés, fait des ordonnances, des règlements de police en se conformant au texte de la loi du 6 avril 1884 : ces diverses dispositions varient suivant les villes dont les besoins ne sont pas partout identiques.

Ainsi l'autorité municipale doit veiller à la salubrité de la commune ; mais elle ne peut agir sans hésitation, car ses règlements peuvent apporter des restrictions à l'exercice de la propriété privée. Le pouvoir des maires, en matière de salubrité, interviendra chaque fois qu'un individu, propriétaire ou locataire, se livrera à un acte pouvant avoir des conséquences nuisibles pour la santé publique.

La Cour de cassation et le Conseil d'Etat ont reconnu qu'un maire n'excède pas ses pouvoirs lorsqu'il ordonne que toutes les maisons d'une ville devront être pourvues, dans un délai déterminé, de fosses d'aisances (Cass., 13 fév. 1857. Cons. d'Etat, 1873).

Il résulte de cela que lorsque la salubrité extérieure est menacée ou compromise, le maire est reconnu, par la jurisprudence, en droit de prescrire aux propriétaires ou locataires des immeubles des mesures d'assainissement, ou de leur interdire un certain usage de leur propriété.

Les dispositions des lois de 1789 et 1790, citées plus haut, confèrent aux maires des pouvoirs considérables, presque dictatoriaux. Il est, en fait, impossible de tracer des bornes au pouvoir municipal, lorsqu'il agit, dans l'intérêt supérieur de la santé publique, sous réserve, bien entendu, des recours pour excès de pouvoir, sauf la surveillance de l'autorité supérieure quand ce pouvoir s'exerce à l'égard des particuliers, sauf enfin les délibérations obligatoires des conseils municipaux quand il faut procéder à un travail public d'assainissement.

Il faut, d'ailleurs, remarquer l'absence fréquente de règles générales définissant les principales mesures de police à prendre suivant les circonstances, ainsi que l'absence non moins habituelle d'un service général et bien ordonné d'hygiène publique assistant le maire et éclairant ses décisions ; aussi l'autorité municipale s'est-elle laissé aller le plus souvent, soit à l'arbitraire, soit à l'incurie. (Dr A.-J. Martin),

Le défaut des mesures de salubrité, disait M. Waldeck-Rousseau devant une Commission de la Chambre des députés, provient le plus souvent de l'inertie des municipalités... Or, les mesures de rigueur ne peuvent être acceptées qu'à la condition d'être rationnelles et éclairées ; elles ne doivent pas être abandonnées à la compétition des intérêts locaux..............................

......L'existence d'un service complet d'hygiène publique, proposant les mesures nécessaires, assistant et éclairant l'autorité administrative, et fonctionnant régulièrement, rendra inutiles la plupart des dispositions de la loi du 13 avril 1850 sur les logements insalubres.

Que dire de l'inertie des maires et des Conseils municipaux ? Ils n'ont d'ordinaire de zèle et d'énergie que pour venger les offenses causées à l'odorat par des exhalaisons fétides, mais demeurent généralement indifférents aux causes bien plus pernicieuses d'insalubrité qui ne frappent pas les sens. (Dr A. J. Martin).

La salubrité ne sera jamais complètement assurée en France tant que l'autorité supérieure n'aura pas tous les moyens de contraindre les administrations locales à remplir leur devoir, qu'elle ne pourra pas se placer au-dessous des intérêts et des compétitions locales auxquelles les autorités municipales échappent rarement, tant qu'il lui manquera le droit de règlementer à leur place et d'ordonner, lorsqu'il sera nécessaire, des mesures de police ou des travaux, surtout en temps d'épidémie, dans les cas d'urgence.

Cependant si le maire peut prendre un arrêté indiquant l'obligation de mesures propres à assurer la salubrité, il ne peut, sans excéder ses pouvoirs, être juge des *moyens* qui permettent d'atteindre le but que la loi lui assigne, prescrire un moyen exclusivement obligatoire de faire disparaître la cause d'insalubrité.

« C'est ainsi que le 27 septembre 1884, sur l'avis de la Commission d'hygiène, le maire de Caen avait ordonné la suppression d'un puisard dans lequel se déversaient les eaux ménagères et les matières usées de quelques maisons. Ce puisard exhalait de mauvaises odeurs et pouvait, par ses infiltrations, contaminer la nappe souterraine à laquelle s'alimentaient les habitants du quartier. M. H. Monod nous fait savoir, dans un de ses rapports, que le 25 juillet 1885, la Cour de cassation jugea que la suppression du puisard, comme seul moyen de faire disparaître les émanations, alors qu'il pouvait exister d'autres procédés moins onéreux pour le propriétaire, et aussi efficaces, constituait une violation du droit de propriété et un excès de pouvoir, *les maires n'étant pas autorisés à déterminer eux-mêmes la nature et l'importance des travaux d'assainissement à effectuer.* » (1)

Il est cependant difficile d'admettre, étant donné le texte de la loi, qui confère à l'autorité municipale, le droit de prendre des précautions pour prévenir les épidémies, et le soin de les faire cesser, que cette même autorité municipale ne puisse pas être juge des moyens à employer pour arriver au résultat demandé. On ne peut laisser à

(1) Réforme de la législation sanitaire française. *Congrès d'hygiène et de démographie*, Paris 1889. Dᵣ A.-J. Martin.

l'initiative individuelle la facilité de choisir elle-même les moyens dont elle devrait faire usage et les précautions qu'elle devrait prendre.

On risquerait fort, alors, de voir les choses rester en l'état, car il ne saurait y avoir une sanction précise et suffisante à l'inobservation de règlements dont les termes ne peuvent être eux-mêmes d'une précision parfaite.

En effet, les arrêtés municipaux et les ordonnances de police, ont seulement pour sanction :

1° Les peines énoncées par les articles 471 et 474 du Code pénal (1) qui punissent d'une amende de 1 à 5 francs inclusivement, ceux qui auront contrevenu aux règlements légalement faits par l'autorité administrative et ceux qui ne se seront pas conformés aux règlements ou arrêtés publiés par l'autorité municipale, sans préjudice de l'emprisonnement pendant 3 jours au plus en cas de récidive ; 2° la répression civile, c'est-à-dire la condamnation du prévenu à faire cesser l'état de choses qui a donné lieu à la poursuite, conformément à l'art. 161 du Code d'instruction criminelle et les dommages-intérêts accordés au tiers et fixés par le tribunal, s'il y a lieu, au cas de contraventions de police, conformément à l'art. 192, sauf si la prescription de l'art. 640 du même code était acquise (2). Le jugement de condamnation donne tou-

---

(1) *Code pénal.* — « Art. 471. — Seront punis d'une amende depuis 1 franc jusqu'à 5 francs inclusivement..... 5° Ceux qui auront négligé ou refusé d'exécuter les règlements ou arrêtés concernant la petite voirie, ou d'obéir à la sommation émanée de l'autorité administrative de réparer ou, démolir les édifices menaçant ruine. — 6° Ceux qui auront jeté ou exposé, au-devant de leurs édifices, des choses de nature à nuire par leur chute ou par des exhalaisons insalubres.... ».

« Art. 474. — La peine d'emprisonnement contre toutes les personnes mentionnées à l'art. 471, aura toujours lieu, en cas de récidive, pendant trois jours au plus ».

(2) *Code d'Instruction criminelle.* — « Art. 161. — Si le prévenu est convaincu de contravention de police, le tribunal prononcera la peine et

jours à l'administration le droit de faire, aux lieu et place du contrevenant et *à ses frais*, les travaux prescrits, si ce dernier ne les a pas exécutés dans le délai fixé par le juge.

L'action au civil n'est pas assez souvent introduite par les particuliers visés, car elle seule permettrait, dans l'état actuel de notre législation sanitaire, de tenir compte des préjudices causés et de forcer la main aux autorités pour l'observation des règlements de salubrité. Comme le dit l'art. 544 du Code civil, « la propriété est le droit de jouir et de disposer des choses de la manière la « plus absolue, pourvu qu'on n'en fasse pas un usage pro- « hibé par les lois et par les règlements ». Domat, dans ses *Lois civiles*, titre VIII, sect. 2, ne déclarait-il pas déjà que « l'ordre qui lie des hommes en société ne les oblige « pas seulement à ne nuire en rien par eux-mêmes, à « qui que ce soit, mais il oblige chacun à tenir tout ce « qu'il possède en un tel état que personne n'en reçoive « ni mal, ni dommage (1).

---

statuera par le même jugement sur les demandes en restitution et en dom-mages-intérêts.

« ART. 192. — Si le fait n'est qu'une contravention de police, et si la partie publique ou la partie civile n'a pas demandé le renvoi, le tribunal appliquera la peine et statuera, s'il y a lieu, sur les dommages-intérêts. Dans ce cas, son jugement sera en dernier ressort ».

« ART. 640. — L'action publique et l'action civile, pour une contraven-tion de police, seront prescrites par une année révolue, à compter du jour où elle aura été commise, même lorsqu'il y aura eu procès-verbal, saisie, instruction ou poursuite, si, dans cet intervalle, il n'est point survenu de condamnation ; s'il y a eu un jugement définitif de première instance, de nature à être attaqué par la voie de l'appel, l'action publique et l'action civile se prescriront après une année révolue, à compter de la notification de l'appel qui en aura été interjeté ».

(1) *In Recueil général des lois, décrets et arrêtés*. Année 1850, p. 129, note 1.

2° Législation sanitaire.

La législation sanitaire est l'ensemble des lois, décrets, ordonnances, arrêtés que l'autorité a en mains et qui fixent d'une manière plus ou moins rigoureuse les prescriptions concernant l'hygiène, auxquelles tout habitant du territoire français doit se soumettre.

Nous ne pouvons énumérer ici toutes les lois qui composent cette législation sanitaire, car, comme nous l'avons déjà dit, notre sujet se limite à l'hygiène de l'habitation et aux règlements qui la régissent. Nous pouvons dire, cependant, qu'il existe des lois sur : l'exercice de la médecine ; la vente des poisons et des médicaments secrets ; la vente des denrées alimentaires et boissons ; les eaux minérales ; la police sanitaire maritime ; la police sanitaire des animaux ; la protection des enfants en bas-âge ; l'hygiène industrielle ; les maladies contagieuses ; *les logements et les localités.*

C'est ce dernier groupe que nous devons étudier, car, de toute la série, c'est le seul qui se rapporte le plus directement à notre sujet.

Logements et localités ; — Législation.

Il n'existe pas en France, une loi générale, émanant du service central de l'hygiène publique, loi votée par le Parlement, et qui réglemente, d'une manière fixe, bien déterminée, les droits de l'hygiène vis-à-vis de la propriété bâtie, en indiquant les mesures à prendre par les propriétaires dans tel ou tel cas d'insalubrité des maisons et la sanction apportée à la non-exécution de ces dispositions.

10

On a pu dire que l'on n'obtiendrait aucun résultat avec
une loi générale, car on porterait atteinte à la liberté
individuelle, au droit de propriété ; on a ajouté que l'instruction, que la propagation des connaissances hygiéniques suffiraient à amener l'individu à apporter de lui-même,
à tous les foyers d'infection qui l'entourent, les mesures
que l'hygiène réclame. L'initiative privée a besoin d'être
guidée, de crainte de la voir rester sans effet.

Le corps municipal seul, par les lois de 1790, de 1855,
de 1867 et enfin par celle des 5-6 avril 1884, peut réglementer l'hygiène, a une action directe sur le propriétaire
de l'immeuble ; cette action, ce pouvoir, en ce qui concerne les logements insalubres, sont contenus dans la loi
des 13-22 avril 1850, qui est le complément de la loi de
1790 et des autres lois sur la matière.

Loi des 13-22 avril 1850.

M. de Melun déposa le 11 juillet 1849 un projet de
loi sur l'assainissement des logements insalubres, et il
vint défendre lui-même, à la tribune de la Chambre des
députés, sa proposition :

« Le projet qui vous est soumis, dit-il, a au moins cet avantage, que, réclamé depuis longtemps par les esprits pratiques,
il a été pour ainsi dire formulé au sein des misères qu'il veut
adoucir. Habitant une des villes où le mal est le plus grand.
en rapport continuel avec ses victimes, témoin des stériles
efforts que l'administration, la police, la charité elle-même
font chaque jour pour combattre un pareil désordre, il a été
évident pour moi que l'autorité seule de la loi pouvait le
vaincre, et qu'il fallait avoir recours à son intervention puis-
sante pour faire cesser un état de choses, qui, je ne crains pas
de le dire, et je ne serai pas démenti dans cette enceinte, est
une honte pour la civilisation et pour l'humanité.....

« ..... Je rappellerai que les hommes les plus compétents, qui ont traité la question des logements insalubres, ont été unanimes pour signaler la gravité du mal et l'urgence du remède. L'un d'eux, publiciste éminent, ne craint pas d'affirmer, qu'à ses yeux, l'insalubrité des logements, qu'il a reconnue dans nos grands centres de population, est le point de départ de tous les vices, de tous les maux de l'ordre social, et que tous les essais que l'on pourrait tenter pour porter quelques améliorations au sein des classes ouvrières seraient stériles tant qu'on n'aurait pas su guérir cette hideuse plaie.

« Les médecins les plus expérimentés s'accordent pour y reconnaître le germe de ces maladies affreuses qui, se transmettant de génération en génération, font naître ces populations souffreteuses, affaiblies, dégénérées, incapables de fournir un soldat ni à l'armée, ni à l'industrie, véritable troupe à la solde de l'assistance publique, et qui, même sans combattre, est exposée à une mortalité bien plus effrayante que celle des plus sanglantes batailles et des épidémies les plus meurtrières. »

D'après les paroles de M. de Melun, on s'aperçoit que les Conseils municipaux ne prenaient aucune mesure pour empêcher la production de foyers d'infection, pour mettre la vie des citoyens à l'abri de toute contamination. Et pourtant, ces corps municipaux ne pouvaient objecter que les armes leur manquaient pour édicter des règlements, en vue de la salubrité, puisqu'ils possédaient la loi de 1790.

La trouvaient-ils insuffisante? Les Belges qui, lors de la conquête en 1794, l'avaient adoptée, l'appliquèrent chez eux où elle est encore en vigueur aujourd'hui, et grâce à elle, ils sont arrivés à assainir leur royaume dans des proportions satisfaisantes et que les statistiques nous font connaître.

La trouvaient-ils trop tyrannique et d'une application difficile? Elle leur conférait pourtant des pouvoirs assez étendus pour qu'ils pussent en atténuer les rigueurs par des règlements pris au fur et à mesure des besoins.

Une loi était réclamée ; sur la proposition de M. de Melun et sur le rapport de M. de Riancey, la Chambre des députés vota, les 13 et 22 avril 1850, la loi sur l'assainissement des logements insalubres.

« Art. 1er. — Dans toute commune où le Conseil municipal l'aura déclaré nécessaire par une délibération spéciale, il nommera une Commission chargée de rechercher et indiquer les mesures indispensables d'assainissement des logements et dépendances insalubres mis en location ou occupés par d'autres que le propriétaire, l'usufruitier ou l'usager. — Sont réputés insalubres les logements qui se trouvent dans des conditions de nature à porter atteinte à la vie ou à la santé des habitants.

« Art. 2. — La Commission se composera de neuf membres au plus et de cinq au moins (1). En feront nécessairement partie un médecin et un architecte ou tout autre homme de l'art, ainsi qu'un membre du Bureau de bienfaisance et du Conseil des prud'hommes, si ces institutions existent dans la commune. La présidence appartient au maire ou à l'adjoint. — Le médecin et l'architecte pourront être choisis hors de la commune. — La Commission se renouvelle tous les deux ans par tiers ; les membres sortants sont indéfiniment rééligibles. A Paris, la Commission se compose de douze membres.

« Art. 3. — La Commission visitera les lieux considérés comme insalubres. Elle déterminera l'état d'insalubrité et en indiquera les causes, ainsi que les moyens d'y remédier. Elle

(1) Le 30 mai 1864, fut votée une loi modifiant l'article 2 de la loi du 13 avril 1850 :

« Article unique. — Sont substituées au dernier paragraphe de l'art. 2, les dispositions suivantes :

« Dans les communes dont la population dépasse cinquante mille âmes, « le Conseil municipal pourra, soit nommer plusieurs Commissions, soit « porter jusqu'à vingt le nombre des membres de la Commission existante. « A Paris, le nombre des membres pourra être porté jusqu'à trente. »

désignera les logements qui ne seraient pas susceptibles d'assainissement.

» Art. 4. — Les rapports de la Commission seront déposés au secrétariat de la Mairie, et les parties intéressées mises en demeure d'en prendre communication et de produire leurs observations dans le délai d'un mois.

» Art. 5. — A l'expiration de ce délai, les rapports et observations seront soumis au Conseil municipal, qui déterminera : 1° Les travaux d'assainissement et les lieux où ils devront être entièrement ou partiellement exécutés, ainsi que les délais de leur achèvement ; 2° les habitations qui ne sont pas susceptibles d'assainissement.

» Art. 6. — Un recours est ouvert aux intéressés contre ces décisions devant le Conseil de préfecture, dans le délai d'un mois à dater de la notification de l'arrêté municipal: le recours sera suspensif.

» Art. 7. — En vertu de la décision du Conseil municipal ou de celle du Conseil de préfecture, en cas de recours, s'il a été reconnu que les causes d'insalubrité sont dépendantes du fait du propriétaire ou de l'usufruitier, l'autorité municipale lui enjoindra, par mesure d'ordre et de police, d'exécuter les travaux jugés nécessaires.

» Art. 8. — Les ouvertures pratiquées pour l'exécution des travaux d'assainissement seront exemptées, pendant trois ans, de la contribution des portes et fenêtres.

« Art. 9. — En cas d'inexécution, dans les délais déterminés, des travaux jugés nécessaires, et si le logement continue d'être occupé par des tiers, le propriétaire ou l'usufruitier sera passible d'une amende de seize francs à cent francs. Si les travaux n'ont pas été exécutés dans l'année qui aura suivi la condamnation, et si le logement insalubre a continué d'être occupé par un tiers, le propriétaire ou l'usufruitier sera passible d'une amende égale à la valeur des travaux, et pouvant être élevée au double.

» Art. 10. — S'il est reconnu que le logement n'est pas susceptible d'assainissement, et que les causes d'insalubrité sont dépendantes de l'habitation elle-même, l'autorité municipale

pourra, dans le délai qu'elle fixera, en interdire provisoirement la location à titre d'habitation. — L'interdiction absolue
ne pourra être prononcée que par le Conseil de préfecture,
et, dans ce cas, il y aura recours de sa décision au Conseil
d'Etat. — Le propriétaire ou l'usufruitier qui aura contrevenu à
l'interdiction prononcée sera condamné à une amende de seize
à cent francs, et, en cas de récidive dans l'année, à une amende
égale au double de la valeur du logement interdit.

» Art. 11. — Lorsque, par suite de l'exécution de la présente
loi, il y aura lieu à résiliation des baux, cette résiliation n'em-
portera en faveur du locataire aucuns dommages-intérêts.

» Art. 12. — L'art. 463 du Code pénal (1) sera applicable à
toutes les contraventions ci-dessus indiquées.

» Art. 13. — Lorsque l'insalubrité est le résultat de causes
extérieures ou permanentes, ou lorsque ces causes ne peuvent
être détruites que par des travaux d'ensemble, la commune
pourra acquérir, suivant les formes et après l'accomplissement des formalités prescrites par la loi du 3 mai 1841, la
totalité des propriétés comprises dans le périmètre des travaux. — Les portions de ces propriétés qui, après l'assainissement opéré, resteraient en dehors des alignements arrêtés
pour les nouvelles constructions, pourront être revendues
aux enchères publiques, sans que, dans ce cas, les anciens
propriétaires ou leurs ayants-droit puissent demander l'application des art. 60 et 61 de la loi du 3 mai 1841.

Art. 14. — Les amendes prononcées en vertu de la présente
loi, seront attribuées en entier au bureau ou établissement
de la localité où sont situées les habitations, à raison desquelles ces amendes auront été encourues ».

(1) « Dans tous les cas où la peine d'emprisonnement est portée par le
présent Code, si le préjudice causé n'excède pas vingt-cinq francs et si les
circonstances paraissent atténuantes, les tribunaux sont autorisés à réduire
l'emprisonnement, même au-dessous de 6 jours, et l'amende, même au-
dessous de seize francs; ils pourront aussi prononcer séparément l'une ou
l'autre de ces peines, sans qu'en aucun cas, elle puisse être au-dessous des
peines de simple police. » (Code pénal, ancien art. 463).

Telle est la seule loi générale qui arme les mains des
autorités municipales en ce qui concerne l'hygiène de
l'habitation. En dehors de quelques villes (Paris, Lille,
Bordeaux, Marseille, Le Hâvre, Reims, Nancy...), cette
loi est demeurée lettre morte. Les Commissions des logements insalubres ont bien été nommées, mais elles ne se
réunissent presque jamais, et lorsque, au cours de leurs
réunions, peu fréquentes, elles examinent les questions
(rares) qui leur sont soumises, elles n'osent pas beaucoup, car elles se heurtent, à chaque pas, à des intérêts
privés ; aussi, n'appliquent-elles presque jamais cette loi
déjà insuffisante par elle-même, et laissent-elles, sans y
rien changer, les choses en l'état.

Ce n'est pas en agissant ainsi que l'on pourra espérer
améliorer l'état sanitaire de notre pays, qui, après avoir
donné l'impulsion, après avoir enseigné l'Administration
et la législation sanitaires aux nations voisines, s'est
laissé distancer par ces mêmes peuples dont il avait fait
l'éducation.

Il n'est pas surprenant que les législateurs et les hygiénistes réclament une loi sanitaire générale, règlementant
toutes les prescriptions hygiéniques, véritable code d'hygiène comme nous en trouvons aux Etats-Unis, en Italie
et surtout en Angleterre, dont le Public Health Act constitue le monument le plus parfait, qui existe, de la règlementation sanitaire.

La loi du 13 avril 1850 fut votée par le Parlement, car
on sentait bien qu'il fallait apporter des améliorations à
l'hygiène de la propriété bâtie, dont l'état d'insalubrité
était reconnu de tous ; mais dans la crainte de porter
atteinte au droit de propriété, on élabora une loi indé-
cise, hésitante, dont l'application n'a été et n'est faite
presque nulle part.

En l'examinant aujourd'hui, surtout connaissant les progrès faits dans ce sens à l'étranger, on est frappé du peu de netteté qui se dégage de cette loi, et des résultats peu certains qui en suivent la rare application.

Tout d'abord, nous remarquons que la nomination de la commission des logements insalubres est laissée à l'appréciation des conseils municipaux ; cette nomination est donc facúltative.

Aussitôt que la loi fut promulguée, certaines communes nommèrent leur commission : on en comptait deux cent vingt-huit en 1857 et cinq cent vingt en 1858; mais bientôt cette ardeur louable s'affaiblit, s'éteignit presque, si bien qu'en 1880, huit ou dix commissions tout au plus fontionnaient, et encore plusieurs d'entre elles étaient peu actives.

L'article premier porte, de plus, que ces commissions seront chargées d'indiquer les mesures *indispensables* d'assainissement; de telle sorte, que les mesures *utiles* et *nécessaires* pourront souvent être laissées de côté.

Mais pour pouvoir indiquer quelles sont les mesures indispensables d'assainissement, il faut connaître les causes d'insalubrité qui en exigent l'application.

La loi du 13 avril 1850 se borne à dénoncer comme insalubres « les logements qui se trouvent dans des con-« ditions de nature à porter atteinte à la vie ou à la santé « de leurs habitants ». Aussi faudrait-il, « en vue de « réduire le nombre, si considérable jusqu'à présent, des « contestations amenées par le laconisme et le vague de « la loi à cet égard, énumérer dans la loi, si non d'une « manière limitative, au moins à l'aide d'une énonciation « suffisante, les causes générales d'insalubrité qui ont « été le plus fréquemment indiquées par l'expérience ».

L'art. 6 indique qu'un recours est ouvert aux intéressés contre les décisions de la Commission des logements

insalubres devant le Conseil de Préfecture dans le délai
d'un mois à dater de la notification de l'arrêté municipal. Ce recours sera suspensif.

C'est en ce point que la critique de la loi est facile.
Tout d'abord, le Conseil de Préfecture possède-t-il la
compétence nécessaire pour connaître des conclusions de
la commission ? Evidemment non ; le Conseil de Préfecture manque des connaissances techniques nécessaires
pour juger les indications de la commission et c'est pour
cela que, depuis quelques années, le Conseil de Préfecture de la Seine a recours à des experts dont les connaissances en hygiène peuvent être aussi discutées.

Ensuite, le recours est suspensif : qu'arrivera-t-il dans
les moments d'urgence, en temps d'épidémie, avec les
lenteurs de procédure qui existent ? L'autorité doit, suivant les cas, pouvoir ordonner l'exécution des travaux
d'assainissement, aussitôt après la notification au propriétaire, et dans ce cas, le pourvoi ne doit pas être suspensif. (1)

L'art. 9 présente cette lacune incompréhensible que si
le propriétaire se laisse infliger l'amende que l'art. 463
du code pénal peut rendre très faible, il pourra, s'il s'en-
tête, ne jamais exécuter les travaux d'assainissement et
conserver dans son immeuble l'insalubrité que la loi ne
peut le forcer à faire disparaître.

Les commissions des logements insalubres ne peuvent
que visiter les logements qui leur sont signalés. Or, le
plus souvent, c'est par voie de délation que les indications leur arrivent. Dans les 2/3 des cas, les plaintes pro-

(1) Dans les cas de recours, la procédure est interminable ; il faut compter, avant qu'une solution intervienne, de six mois à un an, lorsque les
affaires ne soulèvent pas de réclamations, et de trois à quatre ans, quelquefois davantage, quand elles sont l'objet de recours contentieux de la
part des propriétaires,

viennent de locataires insolvables, menacés d'expulsion et qui se vengent de leurs propriétaires en les dénonçant.

De plus, nous l'avons dit, la loi laisse aux délinquants tant d'échappatoires pour l'esquiver et de si longs délais pour s'y soumettre, qu'ils ont beaucoup plus d'avantages à épuiser toutes les juridictions qu'à céder, dès le début, aux injonctions qui leur sont adressées. Il y a quelques années à Paris, le propriétaire d'un vaste immeuble a tenu, sept ans, la justice en échec, et il a fini par en être quitte avec une amende de 100 fr.

Il faut donc que l'autorité ait le droit, au cas d'inexécution des travaux, d'y faire procéder elle-même, aux frais du propriétaire.

Lorsqu'il est reconnu que le logement n'est pas susceptible d'assainissement, l'autorité municipale pourra en interdire provisoirement la location à titre d'habitation ; le Conseil de préfecture seul pourra en prononcer l'interdiction absolue ; le propriétaire aura un recours de sa décision au Conseil d'Etat.

Mais, supposons que le propriétaire s'exécute, une fois l'interdiction prononcée, et qu'il laisse le logement vide pendant un certain temps, un an ou davantage. Après ce temps, l'habitation du local est faite de nouveau, et si l'autorité veut le poursuivre, pour infraction à la loi, le propriétaire pourra s'appuyer sur l'art. 640 du code d'instruction criminelle et opposer la prescription, qui, d'après cet article, s'acquiert après une année, si dans l'intervalle il n'y a pas eu de condamnation. L'affaire doit donc être reprise, et l'interdiction prononcée à nouveau.

Il y a là une lacune regrettable ; il est de toute nécessité que l'arrêté d'interdiction subsiste tant que les conditions d'insalubrité subsistent elles-mêmes.

On le voit, la loi de 1850 ne possède pas de moyens de répression suffisants, à l'égard des propriétaires récalcitrants, que la commune ne peut obliger à faire exécuter les mesures de salubrité prescrites, ou, à leur défaut, les faire exécuter d'office.

De plus, les causes d'insalubrité ne sont pas précisées suffisamment, et c'est là un vide qu'il importe de combler rapidement.

L'autorité qui juge une affaire qu'on lui soumet, doit être compétente et ne pas commettre d'hérésie quand il s'agit de donner la solution d'une question qui intéresse l'hygiène publique.

« Il faut éviter que le Conseil de préfecture de la Seine, et même le Conseil d'Etat, puisse continuer à se refuser *légalement* à considérer l'eau comme un des éléments indispensables à l'entretien de la salubrité dans les habitations, ainsi qu'il est résulté de plusieurs arrêts. C'est en appliquant à la lettre cette loi de 1850 que le tribunal de simple-police à Paris, à la date du 7 février 1885, a déclaré que « *l'arrêté qui ordonne à un propriétaire d'amener l'eau dans une maison particulière porte atteinte au droit de propriété. Ce n'est pas là, dit le juge du fait, une mesure intéressant la salubrité publique, mais seulement le bien-être et la commodité des locataires.* » (1)

La haute compétence du juge en matière d'hygiène nous paraît suffisamment établie. (2)

Un autre point, sur lequel il n'est peut-être pas inutile d'appeler l'attention, est qu'il n'existe pas de législation générale sur l'aménagement des maisons à bâtir, et

(1) *Réforme de la législation sanitaire française*, par le Dr A.-J. Martin. Congrès international d'hygiène, 1889.

(2) Voici un nouvel exemple des entraves que l'existence de la loi de 1850 apporte à l'assainissement des habitations :

« Un sieur D..... était propriétaire à Paris d'une maison sise rue Saint-Antoine, dans laquelle se trouve un puits dont l'orifice donnait dans le fournil d'un boulanger, locataire de la maison ; l'eau de ce puits était affectée aux usages de la boulangerie ; il n'était pas au service des autres

c'est là un côté trop intéressant de la question de l'hygiène de l'habitation pour qu'on le passe sous silence
dans la loi nouvelle qui s'impose.

Quand se fera-t-elle? nous l'ignorons; mais le Parlement devrait examiner, sans tarder, les propositions faites pour la révision de la loi de 1850.

Déjà, en 1881, M. Martin Nadaud présentait à la Chambre des députés un projet de loi tendant à la révision
de la loi sur les logements insalubres; le 23 mai 1883,
M. Maze déposait une proposition de loi, au nom de la
Commission de la Chambre des députés qui avait étudié
et modifié le projet Nadaud. Cette proposition de loi n'a
pas été discutée.

En 1889, au Congrès international d'hygiène de Paris,
une délégation de la Commission des logements insalu-

habitants. Au commencement de l'année 1885, alors que l'épidémie cholé-
rique de 1884 avait appelé l'attention sur la nécessité de l'assainissement
des habitants, l'autorité préfectorale enjoignit, le 7 mai, au sieur D...., de
mettre l'eau du puits situé dans son immeuble à la disposition de tous les
locataires. Sur le refus du sieur D...., il fut traduit devant le tribunal de
simple police et condamné, le 23 décembre 1886, à 1 fr. d'amende, ainsi
qu'à l'exécution des travaux prescrits. Appel fut interjeté par le condamné
devant le tribunal de police correctionnelle de la Seine, sous le prétexte
que l'arrêté préfectoral du 7 mai était nul, aucune loi n'obligeant les propriétaires à installer l'eau dans leurs maisons, à la disposition de tous les
locataires, ou, tout au moins, aucune prescription de ce genre ne pouvant
être ordonnée sans l'accomplissement préalable de toutes les formalités
édictées par la loi de 1850 sur les logements insalubres.

» Le tribunal, considérant que l'obligation imposée à D... n'aurait pu
l'être qu'en vertu des droits qui appartiennent à l'autorité municipale en
matière de salubrité et d'assainissement; considérant que, s'il est vrai que
l'arrêté du 7 mai n'a pu être pris qu'en vertu de ces droits, il ne devait
être rendu que dans les conditions prévues et après les formalités prescrites
par la loi de 1850, c'est-à-dire après l'intervention de la Commission des
logements insalubres, statuant dans les formes déterminées et ne rendant
d'ailleurs que des décisions susceptibles d'appel devant le Conseil de préfecture, le tribunal, disons-nous, constatant que ces formalités n'ont pas
été accomplies dans l'espèce, a renvoyé D.... des fins de toute poursuite. »

(Revue d'hygiène, p. 628, 1886.)

bres fit un rapport sur la révision de la loi de 1850, au nom de cette même Commission (1).

Elle soumit un projet de loi au Congrès, qui le vota à l'unanimité moins trois voix.

Les modifications proposées portent tout d'abord sur l'article premier, par lequel le Conseil municipal de chaque commune *doit* nommer une Commission des logements insalubres. Dans le cas où un ou plusieurs Conseils municipaux, après mise en demeure par le Préfet, n'auraient pas constitué de Commission de logements insalubres, il y sera pourvu d'office par le Préfet.

La Commission indiquera les mesures propres à faire disparaître les causes d'insalubrité des maisons et à en neutraliser les effets ; elle fixera la date d'achèvement des travaux ; elle désignera les locaux qui ne seraient pas susceptibles d'assainissement et l'époque de leur évacuation. Dans le cas où il serait mis obstacle à l'exécution de son mandat, la Commission pourra, ainsi que ses délégués, requérir l'intervention du maire ou du commissaire de police.

Sont réputées insalubres les habitations urbaines ou rurales, les établissements industriels, commerciaux ou agricoles et leurs dépendances qui, soit par leur installation primitive ou par leur insuffisance, soit par leur aménagement ou par des modifications consécutives, quel que soit l'auteur des constructions ou de l'aménagement, soit par le défaut d'air ou de lumière, soit par l'absence, ou par l'insuffisance, ou par la difficulté du puisage de l'eau, soit pour toute autre cause, se trouvent dans des

(1) Délégation composée de : MM. le Dr Perrin, Allard, Dr Brémond, Buisset et Hudelo, rapporteur.

conditions de nature à porter atteinte à la santé ou à la vie des persones qui les habitent, y sont occupées ou y séjournent à quelque titre que ce soit, de jour ou de nuit.

Doivent être considérés notamment comme des dépendances de l'habitation : . . . .

. . . . 3° les cabinets d'aisances, urinoirs, fosses, puisards, écuries et basses-cours, dépôts d'ordures ou de fumier ; les cuvettes, tuyaux de descente, tuyaux de chute, caniveaux, gargouilles, ruisseaux et, généralement, tout conduit servant à l'écoulement des eaux-vannes des fosses, des eaux pluviales, eaux ménagères ou industrielles ;

4° Les puits et les canalisations privés d'eau et de gaz ; les appareils de chauffage et d'éclairage et les conduits de fumée.

Les rapports de la Commission seront déposés à la mairie et les intéressés seront mis en demeure d'en prendre connaissance et de produire leurs observations dans le délai de quinze jours francs, à dater de la mise en demeure.

Dans le cas où la Commission l'aura jugé indispensable, le Conseil municipal pourra ordonner l'exécution et l'évacuation immédiate ou prononcer l'interdiction, à titre d'habitation de jour et de nuit, de toute habitation ou local non susceptible d'assainissement.

Les intéressés pourront, dans le délai de dix jours, se pourvoir devant le Conseil de Préfecture. Ce pourvoi, sauf le cas d'urgence déclarée, sera suspensif.

Avant de modifier ou d'annuler les prescriptions du Conseil municipal, le Conseil de préfecture devra prendre l'avis du Conseil départemental d'hygiène. Il devra statuer dans les trois mois à dater de l'introduction de l'affaire au greffe du Conseil.

Les décisions du Conseil de préfecture seront définitives, sauf le recours du Conseil d'Etat pour excès de pouvoir ou violation de la loi.

A l'expiration des délais, l'autorité municipale, en cas de *refus ou de négligence de la part des intéressés, devra faire exécuter d'office* les décisions prises par le Conseil municipal ou le Conseil de préfecture, aux frais des contrevenants.

L'exécution d'office sera prononcée à la requête de l'autorité municipale, dans le délai de huit jours, par le tribunal de simple police, jugeant en premier et en dernier ressort; le tribunal devra, en outre, condamner les contrevenants à une amende variant du quart à la moitié de la valeur de ces travaux.

Quiconque aura laissé habiter des locaux interdits comme habitation, sera passible d'une peine correctionnelle variant de un à cinq jours de prison et d'une amende égale à la valeur locative annuelle des locaux interdits. En cas de récidive, la peine sera de cinq à dix jours de prison et l'amende égale au double de la valeur locative annuelle, sans pouvoir être inférieure à 1.000 fr.

L'article 13 de l'ancienne loi est conservé.

Dans chaque département, il sera créé une Commission spéciale présidée par le Préfet, Commission qui, dans le délai d'une année, à partir de la promulgation de la présente loi, fera un règlement déterminant les conditions à observer pour la salubrité des habitations à édifier.

Aucune construction neuve ne pourra être occupée avant que le propriétaire n'ait reçu de l'Administration municipale un permis d'habitation constatant que les règlements ont été bien observés.

Quiconque aura laissé habiter une construction neuve, sans permis de l'autorité municipale, sera puni d'une peine de un à cinq jours de prison et d'une amende de 100 à 1,000 francs.

Tel est le résumé du projet de la loi adopté par le Congrès d'hygiène de Paris.

L'application de cette loi, après le vote du Parlement, n'aurait pu qu'amener d'excellents résultats dans l'état sanitaire des habitations; mais nous n'estimons pas qu'une condamnation à la prison soit nécessaire au cas d'inexécution des travaux prescrits.

L'amende et l'exécution d'office des décisions prises par la Commission sont suffisantes pour que les intéressés n'opposent pas une longue résistance. Peut-être y aurait-il lieu aussi de mentionner ici le principe inscrit dans le Code civil français et aux termes duquel tout dommage, même involontaire, causé à autrui, peut donner lieu, non seulement à une réparation civile, mais encore à l'application d'une peine, s'il y a eu maladresse, imprudence, inattention, négligence, etc..... (art. 1382-1383); mais l'application de ce principe, fréquente dans certains pays étrangers, est tellement inconnue en France, au point de vue sanitaire, que la jurisprudence n'en cite que peu d'exemples (1).

(1) Les époux A... avaient loué à Oran un appartement dans lequel s'était produit, quelque temps auparavant, un cas de diphtérie, et le propriétaire n'avait pas fait désinfecter. La petite fille des époux A... fut atteinte de la diphtérie et succomba. Sur l'avis du médecin traitant, les époux A... quittèrent l'immeuble, malgré un bail qui les liait. Le propriétaire les fit citer devant le juge de paix en paiement de loyers. Les défendeurs, de leur côté, ont formé une demande reconventionnelle, en paiement de 1,500 fr. de dommages-intérêts. Dans le jugement rendu, il est dit : Attendu qu'aux termes de l'article 1719 du Code civil, le bailleur est tenu de faire jouir paisiblement le preneur de la chose louée, attendu que l'appartement étant contaminé par la diphtérie, le propriétaire n'avait pas procuré la jouissance de la chose louée telle que l'entend l'article 1719 du Code civil, le bailleur est débouté de sa demande et condamné aux dépens.

Pour ce qui est de la demande reconventionnelle, les 1,500 fr. demandés ont été accordés, car en vertu de l'article 4 de la loi du 27 mai 1838 et des

Nous pensons que l'article qui décide la création d'une Commission spéciale, présidée par le Préfet, pour règlementer l'hygiène de la propriété à bâtir, devrait indiquer la composition de cette Commission.

Cette dernière doit être composée en majeure partie de médecins, d'hygiénistes que l'on pourrait prendre dans les Conseils d'hygiène d'arrondissement et dans le Conseil d'hygiène départemental et auxquels on adjoindrait des ingénieurs et des architectes pourvus du diplôme d'architecte hygiéniste ou sanitaire (1).

Projet de loi présenté le 26 juin 1893, à la Chambre des députés. (M. Langlet, rapporteur).

Ce projet tendant à la révision de la loi de 1850, établi et adopté par le Conseil d'hygiène de Paris, n'a jamais été discuté au Parlement.

Il n'en est pas de même d'un projet de loi relatif à la protection de la santé publique, présenté à la Chambre des Députés à la séance du 26 juin 1893, par une Commission présidée par M. Ed. Lockroy et dont M. Langlet était le rapporteur.

M. Langlet rappelle qu'après les projets de MM. Martin Nadaud et Maze, qui ne sont pas venus en délibération, M. Siegfried en 1886 avait aussi déposé une proposition

---

articles 1719, 1721 du Code civil, un locataire qui a subi un préjudice par suite d'un vice caché de la chose louée a droit à des dommages quand le propriétaire a connu le vice.

Voilà un des rares exemples des pouvoirs que le Code civil et le Code pénal accordent au locataire; la loi sanitaire générale n'existant pas pour protéger l'individu contre les vices cachés des constructions (dans le cas présent, la diphtérie), ce dernier doit pouvoir opposer une sanction au préjudice qui lui est causé.

(1) Voir, chapitre suivant, l'article : *Architecte hygiéniste.*

de loi sur l'organisation du service de santé publique.
Un rapport très remarquable, fait par M. Chamberlan, n'a
jamais été discuté.

Depuis ce moment, de nouvelles propositions de loi ont
été présentées : la Chambre les a jointes pour l'étude, avec
un projet de loi du gouvernement. C'est ce projet, qui a
été discuté en séance publique du 26 juin 1893, et adopté.

Nous n'indiquerons que ce qui, dans ce projet, a trait
aux mesures sanitaires relatives aux immeubles.

Le titre II, art. 3, porte que :

« Lorsque un immeuble, bâti ou non, attenant ou non à la
voie publique, est dangereux pour la santé des occupants ou
des voisins, le maire ou l'inspecteur sanitaire invite la Commission sanitaire, prévue à l'art. 16 du projet, à délibérer sur
l'utilité et la nature des travaux à exécuter.

« La délibération de cette Commission est déposée à la mairie, et le propriétaire ou l'usufruitier mis en demeure d'en
prendre communication.

» Ils peuvent, ainsi que le maire, produire leurs observations dans le délai de huit jours.

» En cas de contestation, la délibération et les observations
des contestants sont transmises au Préfet, qui les soumet au
Conseil départemental d'hygiène.

» Dans le cas où l'avis de la Commission n'a pas été contesté,
ou s'il a été contesté, après notification par le Préfet de l'avis
du Conseil départemental d'hygiène, le Maire prend un arrêté
ordonnant les travaux reconnus nécessaires et met le propriétaire en mesure de les exécuter. »

Cet article a été adopté sans discussion.

Il n'en a pas été de même de l'article suivant :

« Art. 4. — Un délai, qui ne peut être moindre de un mois,
est accordé pour commencer les travaux. Pendant ce délai,
les intéressés peuvent se pourvoir devant le Conseil d'Etat

contre l'arrêté du Maire pour *excès de pouvoir ou inobservation du règlement*. Ce pouvoir est suspensif.

» Les délais impartis étant expirés sans qu'il y ait eu commencement d'exécution, le contrevenant est poursuivi devant le juge de paix qui autorise le Maire, à défaut de l'intéressé, à faire exécuter les travaux d'office et aux frais du propriétaire ou de l'usufruitier, sans préjudice des amendes, restitutions, dommages et intérêts auxquels le contrevenant pourra être condamné, conformément aux art. 471, paragraphe 15, du Code pénal, et 161 du Code d'instruction criminelle. La dépense et les frais résultant de l'exécution des travaux constitueront une créance privilégiée sur le prix de l'immeuble, aux termes de l'art. 2103, parag. 5. Toutefois, le privilège devra être conservé par une inscription qui sera requise sur la production du jugement du juge de paix et des mémoires acquittés des ouvriers. »

Une discussion très vive et très intéressante s'est élevée entre MM. Vilfeu et Taudière, à propos de savoir si le Conseil d'Etat ne pouvait connaître seulement que de *l'excès de pouvoir ou de l'inobservation du règlement* par le Maire et non de la question technique, de la question d'hygiène.

M. Vilfeu demandait qu'on laissât, en toute circonstance, aux intéressés le droit de se pourvoir devant le Conseil d'Etat, et de maintenir à ce dernier le pouvoir souverain de décider, dans tous les cas, s'il y avait lieu de casser les jugements de la Commission départementale d'hygiène, les mesures proposées étant d'une importance exceptionnelle et capables de ruiner un petit propriétaire.

Mais M. Taudière insistait pour que les questions intéressant la salubrité des maisons fussent portées : 1° devant la Commission sanitaire d'arrondissement composée de spécialistes ; 2° et en cas de recours, devant la Commission sanitaire départementale, établissant ainsi deux degrés de juridiction, dont la compétence, en cette matière, expliquerait les mesures d'assainissement ordonnées et constituerait la plus sérieuse des garanties.

Le Conseil d'Etat n'a pas à connaître des questions d'hygiène ; son rôle se borne à surveiller l'exacte observation des prescriptions légales.

L'article 4 est adopté et les termes proposés par la Commission sont maintenus.

L'art. 5 indique que :

« Si l'assainissement de l'immeuble ou de la partie de l'immeuble est déclaré impossible par la Commission sanitaire ou le Conseil départemental d'hygiène, le Maire interdit l'habitation et l'usage jusqu'à ce que les conditions d'insalubrité aient disparu.

» L'arrêt prononçant cette interdiction devra être revêtu de l'approbation du Préfet.

» En cas d'infraction à cet arrêté, le contrevenant sera poursuivi devant le tribunal correctionnel et condamné à une amende de 16 à 500 fr. »

Cette rédaction a été adoptée après une longue discussion à laquelle ont pris part MM. Vilfeu, Taudière et M. le Docteur Brouardel, qui est venu apporter des explications précises et des exemples sur l'existence d'habitations dans lesquelles tout assainissement était impossible, et il a cité le cas survenu aux environs de Tour-la-Ville, près Cherbourg, où on avait, dans une grange, installé seize lits ; ces lits se touchaient et on ne pouvait arriver au quatrième qu'en enjambant les autres. Cette grange n'avait qu'une porte et pas de fenêtre. On l'avait aménagée ainsi pour y coucher seize ouvriers carriers. Des cas de choléra se sont manifestés, et on a été obligé de dire que cette grange ne pouvait être habitée tant qu'on n'y aurait pas ménagé des fenêtres et qu'elle n'aurait pas été aérée et désinfectée.

Evidemment, l'autorité doit être armée pour faire cesser ces causes d'insalubrité qui peuvent devenir le point de départ de maladies infectieuses.

Les articles 6 et 7, indiquant que, dans les cas d'urgence, le Préfet peut ordonner l'exécution provisoire des arrêtés du Maire et que, lorsque l'insalubrité est le résultat de causes extérieures et permanentes, la commune peut acquérir, peut exproprier suivant les formes et après l'accomplissement des formalités prescrites par la loi du 3 mai 1841, sont adoptés.

Il fallait bien que, dans une loi nouvelle, sur les mesures sanitaires à appliquer aux habitations, les maisons à construire fussent comprises.

C'est là le but de l'article 8, qui porte que :

« Dans les agglomérations de 5,000 habitants et au-dessus, aucune habitation ne peut être construite sans un permis du Maire constatant que, dans le projet qui lui a été soumis, les conditions de salubrité, prescrites par le règlement sanitaire prévu à l'art. 16, sont observées.

» Aucune habitation nouvellement construite ne peut être occupée qu'après autorisation délivrée par le Maire, sur le rapport du service sanitaire, et constatant que les prescriptions règlementaires ont été observées.

» Le Préfet peut, après avis du Conseil départemental, appliquer cette règle à une agglomération de moins de 5,000 habitants. »

Mais, si on exécute à la lettre cet article, il pourra arriver qu'un propriétaire élève une maison dans des conditions irréprochables ; toutes les lois de l'hygiène auront été respectées ; seulement, l'autorisation de construire n'aura pas été demandée. Le Maire aura-t-il le droit de faire démolir la maison ?

Evidemment non ; et c'est pour cela que l'on précise, dans un article suivant (art. 20), que quiconque aura

commis une contravention aux prescriptions des articles
8.... etc., sera puni des peines portées à l'art. 479
du Code pénal.

L'article 8 a été adopté, de même que l'article 9, qui
concerne la déclaration de tout cas de maladie infectieuse
ou contagieuse, l'article 10 sur la vaccination antivario-
lique obligatoire et l'article 11 sur les mesures à prendre
lorsqu'une épidémie menace le territoire de la République
ou s'y développe, et que les moyens de défense locaux sont
reconnus insuffisants.

L'organisation sanitaire est aussi envisagée, car on
comprend que l'adoption des articles précédents doive y
apporter quelque modification.

Les articles 12, 13 et 14 indiquent quelles sont les
attributions du Comité consultatif d'hygiène, des Conseils
départementaux, d'arrondissement et des Commissions
sanitaires de circonscription.

L'article 15 est une heureuse innovation, puisqu'il porte
que :

« Dans chaque département, un service d'inspection est
chargé de provoquer les mesures à prendre dans l'intérêt
de l'hygiène et de l'assistance publique et de veiller à l'exécution des lois, des règlements et des décisions de l'autorité
administrative en ces matières.

» Ce service comprend un inspecteur départemental et,
suivant les cas, un ou plusieurs inspecteurs adjoints.

» Les inspecteurs, inspecteurs adjoints sont nommés par
le Ministre ; leur traitement est à la charge de l'Etat.

» Les inspecteurs, inspecteurs adjoints et membres régulièrement délégués des Conseils et Commissions sanitaires
constatent les contraventions, dressent des procès-verbaux
qui font foi jusqu'à preuve contraire. A cet effet, ils prêtent
serment devant le président du Tribunal civil. »

La nomination des inspecteurs et des inspecteurs adjoints par le Ministre nous serait une garantie de plus ; nous pourrions espérer voir la loi appliquée à tous, impartialement ; ces fonctionnaires, évidemment, ne seraient pas en butte aux compétitions locales, devant lesquelles les membres des rares Commissions des logements insalubres qui existent, ou plutôt, qui fonctionnent aujourd'hui, cèdent parfois.

Nous en arrivons aux pénalités qu'encourent les contrevenants à la loi :

« Art. 19. — Quiconque, par négligence ou incurie, dégradera des ouvrages publics ou communaux destinés à recevoir ou à conduire des eaux d'alimentation ; quiconque, par négligence ou incurie, laissera introduire des matières excrémentitielles ou toute autre matière susceptible de nuire à la salubrité, dans l'eau des sources, des fontaines, des puits, citernes, conduites, aqueducs, réservoirs d'eau servant à l'alimentation publique, sera puni des peines portées aux articles 479 et 480 du Code pénal (1). Tout acte volontaire de même nature sera puni des peines portées à l'article 257 du Code pénal (2).

» Art. 20. — Sera puni des peines portées à l'article 479 du Code pénal, quiconque, en dehors des cas prévus par l'article 21 de la loi du 30 novembre 1892, aura commis une contravention aux prescriptions des articles 8, 9 et 10 ; et sera puni des peines portées à l'article 480, quiconque aura contrevenu aux prescriptions de l'article 11 de la présente loi.

» Art. 21. — L'article 463 du Code pénal est applicable dans tous les cas prévus par la présente loi. Il est également applicable aux infractions punies de peines correctionnelles par la loi du 3 mars 1892. »

---

(1) *Code pénal,* art. 479 : Amende de onze à quinze francs inclusivement.
   —   art. 480 : Emprisonnement pendant cinq jours au plus.
(2) *Code pénal,* art. 257 : Un mois à deux ans de prison. — Amende de 100 à 500 fr.

Les articles 22, 23, 24 et 25 sont des dispositions diverses ne s'appliquant pas au sujet qui nous occupe.

L'ensemble de la loi est mis aux voix et adopté.

Telle est la loi votée le 27 mai 1893 par la Chambre des députés.

La discussion de différents articles importants de cette loi nous montre que la réorganisation de notre législation sanitaire doit se faire, qu'elle s'impose : la question est mûre déjà depuis longtemps.

Projet de loi présenté au Sénat le 2 février 1897.
(M. Cornil, rapporteur).

Ce projet de loi est venu en discussion au Sénat quatre ans plus tard, le 2 février 1897, mais il n'a pu franchir, au Luxembourg, l'épreuve de la première délibération. Ce projet a été présenté remanié, la Commission sénatoriale n'ayant pas adopté le texte indiqué par la Chambre des députés. M. le Professeur Cornil était le rapporteur de la Commission.

Les mesures sanitaires relatives aux immeubles sont, dans le projet soumis au Sénat, les mêmes que dans celui adopté par la Chambre des députés ; les pénalités subsistent aussi.

Ce qui a amené l'ajournement de la loi sont les deux amendements adoptés par le Sénat en première délibération.

Le premier, supprimant le service d'Inspection de l'hygiène publique que l'article 22 du projet proposait d'unifier avec le service de l'inspection des Enfants assistés.

Le deuxième est beaucoup plus sérieux. Le Sénat a cru qu'il pourrait faire revivre la loi de 1850, en donnant aux Conseils municipaux le contrôle de l'insalubrité des habitations.

Quoi qu'il en soit, nous n'avons pas fait de progrès dans cette voie de révision de notre législation sanitaire, malgré les efforts tentés au Palais-Bourbon et au Luxembourg par des hommes d'une autorité incontestable, soucieux du bien-être et de la santé publique, malgré le projet de loi, bien étudié et facilement applicable de la Commission de la Chambre des députés ; nous nous trouvons encore régis par la loi funeste du 13 avril 1850, avec ses lenteurs de procédure, son insuffisance et son défaut d'application.

Sa révision s'impose, elle se fera : souhaitons, pour le bien de tous, que l'attente ne soit pas longue, et que satisfaction soit bientôt donnée aux réclamations si bien justifiées de l'hygiène publique.

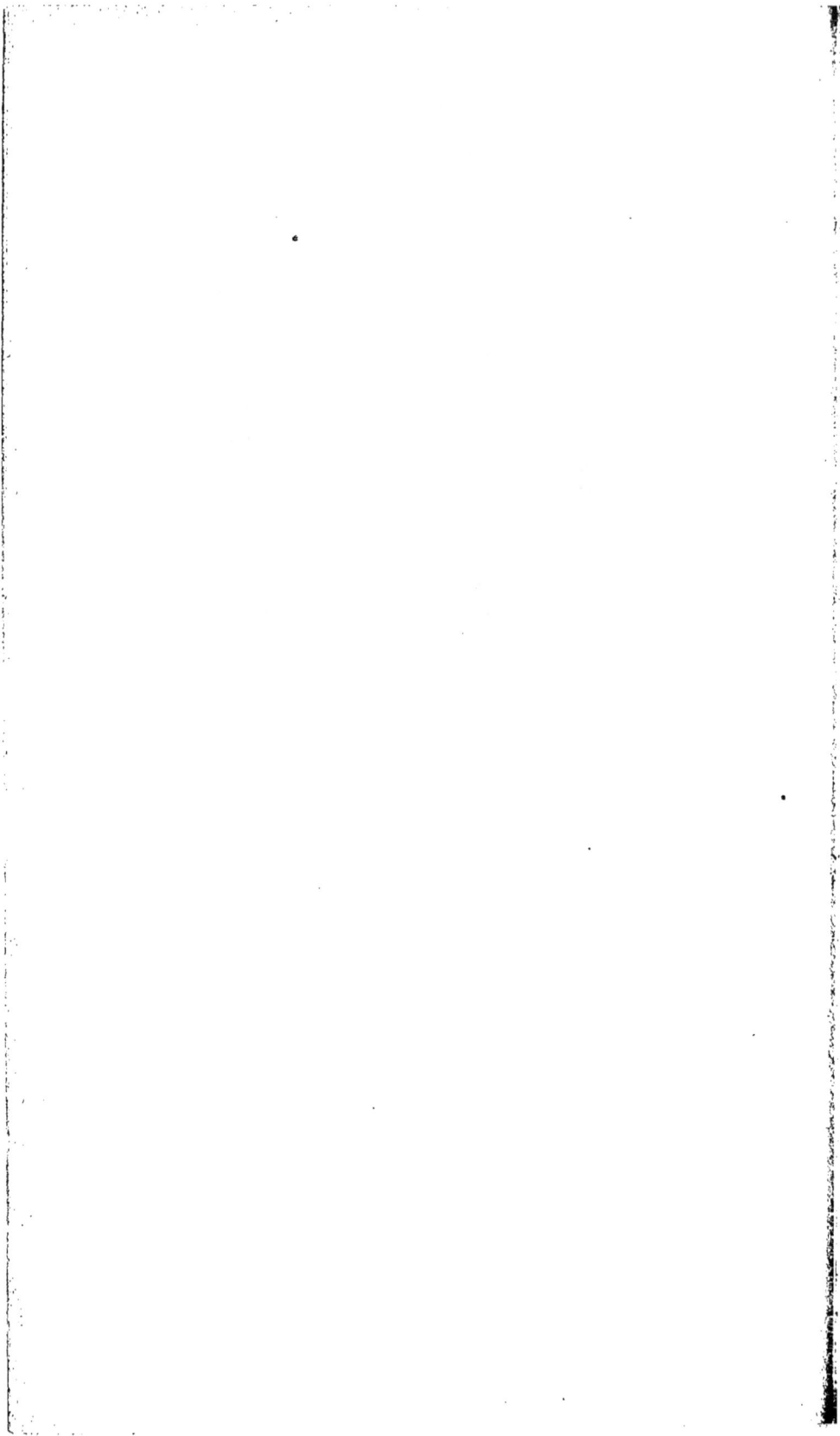

CHAPITRE II

Administration et législation sanitaires étrangères.

———————

Chaque pays a sa manière d'administrer et de réglementer l'ensemble de son territoire au point de vue de
l'hygiène publique. C'est là, la préoccupation constante
des Etats qui voient dans la préservation et la conservation de la santé publique, le moyen de prospérer en pro-
tégeant contre tous les accidents, provenant d'infractions
aux indications de l'hygiène, les forces vives de la nation.

Administration et législation sanitaires existent chez
nos voisins à un degré de perfectionnement différent.
L'Allemagne, les Etats-Unis de l'Amérique du Nord et
surtout l'Angleterre s'imposent à nos yeux comme des
modèles que nous devrions nous hâter d'imiter.

A) Allemagne.

Administration sanitaire.

L'empire d'Allemagne, divisé en une quantité de petits
Etats, n'a pas eu, jusqu'en 1876, un organe central résu-

mant en lui-même les administrations nombreuses, mais aux attributions identiques, de chaque province ; l'organi-sation provinciale formait une unité n'ayant aucun lieu avec l'organisation de la province voisine et fonctionnant, suivant les besoins des districts correspondants, avec une indépendance absolue.

Le Ministre de l'Instruction publique ou le Ministre de l'Intérieur se trouve à la tête des services sanitaires de chaque Etat, à la tête du Comité d'hygiène.

Le *Ober Præsident* ou gouverneur de la province est le Chef du service dans sa province ; il se charge de tout ce qui a rapport à l'hygiène et fait exécuter les règlements pro-pres à son territoire provincial ; il est aidé en cela par deux Conseils, dont l'un ne possède, au nombre de ses membres, aucun médecin et qui semble surtout créé pour faire des règlements et les faire observer, en tant que règlements : le *Conseil provincial* ; le deuxième, qui est chargé de donner son avis sur les mesures hygiéniques à prendre en cas d'épidémies, pourrait être considéré comme un comité technique ayant voix consultative et composé de médecins, d'un vétérinaire, d'un pharma-cien (1). Ce comité prend le nom de *Provincial-Medicinal-Collegium*.

Il est aussi chargé de la statistique de la Province, au point de vue de la mortalité générale et spéciale, d'étu-dier les causes des épidémies, des maladies contagieuses et de fournir annuellement un rapport détaillé qui est adressé au Ministre.

Dans les provinces importantes, nous trouvons encore une division en districts qui possèdent leur Administra-tion ; mais cette dernière est reliée à l'Administration

---

(1) Et aussi d'un Médecin accoucheur et du Directeur des hospices d'aliénés.

supérieure, Administration d'Etat, par l'intermédiaire de l'organisation provinciale. A la tête du district est un Président *(Regierungs-Prœsident)*, assisté d'un Conseiller Médical qui doit avoir une certaine compétence et quelque autorité. Aussi choisit-on le plus souvent, comme Conseiller médical, un ancien médecin de district. Les fonctions de conseiller médical sont assez complexes, car il remplit à lui tout seul le rôle d'un véritable Conseil ; il a la surveillance du service sanitaire, des affaires médicales, des pharmacies et, de plus, est chargé du contrôle de l'Assistance publique. Il rend compte des résultats de ces diverses fonctions dans un rapport documenté et dont il a pris les éléments pendant les tournées d'inspection qu'il doit faire dans son district.

Le district n'est pas le terme ultime de ces nombreuses divisions de l'empire allemand : il est constitué par une série de cercles qui ont, eux aussi, une organisation propre. Le *Landrath* représente l'autorité administrative du cercle et il est assisté d'un médecin d'arrondissement auquel on a joint un chirurgien.

Nous voyons combien est complexe cette administration sanitaire en Allemagne. Mais on conçoit l'utilité de tous ces services, car chacun d'eux a une zone limitée dans laquelle il opère. Le travail est simplifié par le nombre des Conseils et des médecins qui les assistent ; le travail est complet, car chaque conseil et chaque médecin, ayant une parcelle restreinte et bien définie de territoire à surveiller, peut s'acquitter jusqu'au bout de sa tâche, examiner en détail et étudier toutes les situations.

Le véritable chef de l'hygiène publique est donc le médecin de l'arrondissement, médecin du cercle, *Kreisphysicus*. C'est lui qui se trouve continuellement en rapport avec les habitants et qui surveille l'application des mesures dont l'autorité locale a le soin.

Annuellement, le *Kreisphysicus* doit rendre compte de
l'exercice de ses fonctions. Ce rapport est transmis au
Ministre.

L'autorité locale a le droit d'indiquer toutes les mesures sanitaires à prendre et de les faire appliquer sous
peine d'une amende.

En Prusse, un Ministère est chargé, avec les affaires
ecclésiastiques, des affaires médicales ; le Ministre en est
le chef, il est assisté d'un Comité consultatif comprenant
deux sections : une Commission technique pour les matières pharmaceutiques, et une Délégation scientifique
pour la médecine. Cette délégation renferme une section
spéciale, rattachée directement au Ministre pour l'examen
des questions hygiéniques ; elle se compose de 5 conseillers rapporteurs, dont 3 sont médecins.

Nous avons dit, au début, que jusqu'en 1876, l'Allemagne ne possédait pas d'organe central ayant la haute
direction de l'hygiène publique. A cette époque-là, fut
créé, à Berlin, le *Kaiserliches gesundheitsamt* ou Comité
consultatif dont le chef est le Chancelier de l'Empire.

Ce Comité consultatif est composé de 5 membres : un
directeur, un membre spécialement chargé de la statistique, un médecin hygiéniste, un médecin vétérinaire, un
chimiste directeur du laboratoire. Il y a, en outre, dix
membres extraordinaires dont 4 médecins.

Le Conseil supérieur est chargé d'étudier les questions
hygiéniques et les législations étrangères, de préparer
les lois et les ordonnances sanitaires, en les modifiant au
fur et à mesure des progrès de l'hygiène.

La connaissance approfondie de l'hygiène est exigée
dans les examens de médecine, et les médecins qui veu-
lent joindre à leur titre celui d'hygiéniste, doivent subir
un examen sérieux portant sur toutes les questions, vues
en détail, de l'hygiène publique. C'est là une modifica-

tion heureuse apportée à cette organisation, car les médecins de district ou conseillers médicaux sont exclusivement choisis parmi les médecins hygiénistes.

Législation sanitaire.

Il n'existe pas, en Allemagne, de loi sanitaire générale ; celles qui sont élaborées au sein du Comité consulltatif sont des lois spéciales, particulières à certains points de l'hygiène publique ; ce sont plutôt des règlements détaillés, mais épars dans la législation générale, de telle sorte qu'on ne peut les rechercher sans être obligé de consulter la série entière ; ces règlements sont, par conséquent, inconnus de la population.

Nous avons vu que chaque Etat a son administration propre, il a le droit d'établir, pour ses sujets, des règles spéciales, mais il doit se baser pour cela sur les lois sanitaires d'Etat, c'est-à-dire, il doit s'en tenir aux indications portées dans les règlements édictés par le comité consultatif, le *Kaiserliches Gesundheitsamt*.

A côté des lois d'Etat comme celles sur les denrées alimentaires (1879-1882), sur l'inspection des viandes de porc (1875), celles relatives aux aliments et aux boissons (1882), aux fabriques (1883), la loi sur l'assurance des ouvriers contre la maladie (1883), sur l'assurance contre les accidents (1884), sur la vaccination (1874), sur les mesures relatives aux maladies contagieuses dans les écoles (1884), sur les hôpitaux (1886), sur la protection des enfants en bas âge (1880), lois générales, c'est-à-dire s'appliquant également à tous les Etats, et qui sont d'une date récente, nous ne trouvons, comme règlements généraux concernant la propriété bâtie, que les *lois préservatrices contre les maladies infectieuses* (8 août 1825, 21 mars 1850 et 20 septembre 1867), antérieures aux précédentes.

Cette loi de 1825, qui a reçu, en 1850 et en 1867, des modifications, renferme des divisions spéciales relatives aux mesures à prendre dans les villes et dans les habitations, à la déclaration des maladies contagieuses, à la statistique des maladies, aux règles concernant l'organisation des hôpitaux pour les maladies contagieuses, aux mesures d'isolement et de désinfection. Voilà la seule loi générale qui concerne un peu l'hygiène de l'habitation, et encore n'est-ce qu'une section de cette loi, la première, qui indique la création de Commissions d'hygiène publique, pour prévenir et combattre les maladies contagieuses.

Ces Commissions sont obligatoires dans les villes dont la population est supérieure à 5,000 habitants ; les gouvernements des différents Etats sont libres de créer ou non des Commissions d'hygiène dans les villes moins importantes et dans les campagnes. Ces Conseils sont moitié consultatifs, moitié exécutifs : ils doivent toujours être à la disposition de la police quand cette dernière le demande : mais celle-ci doit toujours tenir compte des propositions faites par les Conseils.

Comme attributions, ils ont à veiller sur l'état sanitaire de la localité et district ; ils sont chargés d'éloigner les causes qui peuvent provoquer ou propager les épidémies, telles que la malpropreté des maisons insalubres et surpeuplées, un air vicié ; ils doivent faire connaître à la population quelles sont et ce que sont les maladies contagieuses et les mesures à prendre pour s'en préserver.

Mais, on le voit, ces Commissions ressemblent bien plutôt à nos Commissions de logements insalubres, bien qu'elles aient des pouvoirs plus étendus et qu'elles fonctionnent mieux et plus sûrement que les nôtres.

Il n'y a pas, pour tout l'Empire, de règlement général concernant l'habitation ; chaque Etat établit ses lois et sa police, en assure l'exécution.

En Prusse, une ordonnance du 15 février 1882, donne quelques indications spéciales aux constructions, applicables à toute l'étendue de son territoire.

C'est ainsi que dans les maisons qui ont un chauffage central, on doit, toutes les quatre semaines, nettoyer, avec des linges mouillés, l'intérieur des conduits amenant l'air chaud : Il est défendu d'avoir aux cheminées et aux poêles des clefs pour modérer ou activer le tirage.

Ce sont là, on le voit, des indications d'un ordre tout particulier et qui devraient s'étendre à la construction entière. C'est ce que, seule, parmi les autres États, a fait la Bavière. Son règlement général sur les habitations est en vigueur dans toutes les villes.

Il est dit que :

« Lorsqu'une ville, un bourg ou un village doit être construit en totalité ou en partie, il faut tenir compte, dans les plans ou projets de la hauteur du terrain, de la présence des eaux souterraines et de la déclivité du sol en vue de l'écoulement et du dessèchement des eaux ménagères.

» Les terrains où l'on se propose d'élever de nouvelles constructions doivent remplir les conditions exigées par l'hygiène publique, ou tout au moins être mis en état d'y satisfaire.

» C'est à la Commission des bâtiments qu'il faut demander l'autorisation de construire de nouvelles maisons, de creuser un puits, une cave, d'établir un égout, une canalisation, un lieu d'aisances, une fosse pour le fumier, les immondices, etc.

» Les cheminées, les tuyaux de chute ou de ventilation des latrines, etc., doivent être construits de manière à ne pas incommoder les voisins ou compromettre la santé publique.

» Les maisons ne doivent pas dépasser, en hauteur, la largeur de la rue ; en aucun cas, elles ne peuvent dépasser 22 mètres et comprendre plus de cinq étages, y compris les mansardes. Le plancher des logements habités doit se trouver à 0m30 au moins au-dessus du niveau du sol. Cette limite peut

12

être réduite ou augmentée, si la Commission en reconnaît la nécessité en raison de la nature du terrain; quelquefois, le plancher devra être isolé du sol par une couche de béton. La Commission peut, le cas échéant, faire établir une ventilation convenable.

« Il faut éviter de laisser des coins ou des impasses entre les bâtiments; lorsqu'il en existe, il est défendu d'y placer une fosse d'aisances ou d'y amener des eaux sales.

« Toutes les maisons doivent avoir des cours proportionnées à la hauteur du bâtiment. Les trous à fumier et les fosses seront placés à un mètre au moins de distance des habitations et disposés de telle sorte qu'il ne puisse se produire aucun écoulement des liquides contre la maison.

« La hauteur des chambres habitées doit être de 2ᵐ 75 au minimum dans les villes de plus de 7,000 habitants et de 2ᵐ 60 dans celles de population moindre; chaque pièce de l'appartement, cuisine et cabinet d'aisances, doit avoir au moins une fenêtre permettant l'aération directe.

« Il est interdit de badigeonner les bâtiments avec du blanc de chaux pur ou autres couleurs criardes.

« Pour les petites localités privées de règlements locaux sur les constructions et pour les campagnes, on peut s'écarter des règles ci-dessus indiquées, si la Commission des bâtiments ne s'y oppose pas. Toutefois, le minimum de hauteur admissible ne peut descendre au-dessous de 2ᵐ 40, et chaque pièce doit avoir une fenêtre (1). »

Dans toutes ces questions, les autorités médicales doivent être consultées en ce qui concerne la partie hygiénique.

L'autorité locale, s'en tenant aux textes de la loi des 8 août 1825, 21 mars 1850, 20 septembre 1867, établit des règlements spéciaux concernant les constructions.

(1) Ordonnance du 15 février 1882, in *Traité d'hygiène publique*, par Dʳ Palmberg.

C'est ainsi qu'à Berlin nous trouvons la *Bau-Polizei-Ordnung* du 21 décembre 1886. Cette ordonnance est particulière à Berlin et n'est pas applicable aux autres villes de la Prusse.

Elle dit que :

« Les bâtiments élevés sur un même terrain doivent être séparés par des cours de 60 mètres carrés de superficie et de 6 mètres de largeur au minimum ; la largeur des maisons ne doit pas dépasser 18 mètres.

« Leur hauteur ne doit pas être supérieure à la largeur de la rue et jamais plus élevée que 22 mètres. Si la maison est construite sur deux rues d'inégale largeur, elle aura une hauteur égale à la moyenne.....

« Les réceptacles à immondices doivent être imperméables et pourvus d'un couvercle à fermeture hermétique ; les eaux sales et ménagères doivent être déversées par des tuyaux étanches, et les excréments évacués, soit dans l'égout, soit dans les tinettes mobiles. L'endroit où ces tinettes sont déposées doit être hermétiquement fermé et recouvert d'un plancher étanche.....

« Chaque terrain bâti doit être approvisionné d'une quantité abondante d'eau potable.

« Les tuyaux d'écoulement pour les immondices doivent s'élever jusqu'au-dessus du toit, afin d'assurer une ventilation suffisante.

« Pour obtenir la permission de bâtir, il faut s'adresser à la police, qui l'accorde après avoir inspecté les lieux. Quand les murs sont construits, on procède à une nouvelle inspection et on fixe le moment où les travaux de crépissage pourront commencer.

« ..... Aucune maison ne peut avoir plus de cinq étages. Toutes les pièces destinées à l'habitation doivent être sèches et avoir des fenêtres de grandeur suffisante, placées dans le mur de la rue ou de la cour de dimensions réglementaires.

» Pour les chambres qui, selon leur destination, doivent être éclairées par en haut, il est permis de tolérer des châssis, à condition que l'on y établisse une ventilation suffisante.

» Les pièces où l'on doit séjourner doivent avoir au minimum 2ᵐ 50 de hauteur et ne pas se trouver à plus de 0ᵐ 50 au-dessous du sol environnant.

» Il est défendu d'établir des sous-sols du côté de la cour, si la largeur de celle-ci est moindre que la hauteur des maisons avoisinantes.

» Le plancher des appartements doit se trouver à 0ᵐ 40 au moins au-dessus du niveau maximum des eaux souterraines et être préservé de l'air et de l'humidité du sol, à l'aide d'une substance imperméable quelconque.

» Les cabinets d'aisances et la chambre de bains doivent recevoir l'air et la lumière du côté de la rue, de la cour d'entrée ou d'une courette découverte de 10 mètres carrés au minimum et de deux mètres de largeur; les premiers ne doivent pas être placés sous des chambres habitées.

» Les couloirs et corridors qui ne communiquent pas directement avec l'air extérieur au moyen de fenêtres, seront munis de tuyaux ventilateurs, ayant au moins une section de 250 c. carrés ».

Ces règlements de 1886 sur les constructions ne doivent pas être regardés comme purement platoniques. La police doit donner l'autorisation pour construire, des inspections fréquentes assurent que le règlement a été exécuté; l'art. 327 du Code pénal impérial édicte des peines contre quiconque enfreint les prescriptions de police relatives à la propagation des maladies contagieuses et l'art. 366 à rapport aux peines à appliquer contre quiconque contreviendra aux ordonnances de police concernant la sûreté, la commodité, la propreté, la tranquillité des voies publiques, rues et places, et la salubrité.

Par conséquent, l'exécution du règlement sur les constructions, trouvant une sanction dans le Code impérial,
est certaine.

Un règlement de 1887 établit que les seuls systèmes de
latrines admises à Berlin sont les water-closets et les fosses mobiles. Le premier, organisé à l'anglaise; le second,
pareil à celui en usage en France, se compose d'une tinette placée dans un caveau isolé, dans lequel débouche
un tuyau de chute qui traverse tous les étages de la maison et dont l'orifice supérieur s'élève au-dessus du toit
dans l'intérêt de la ventilation.

L'eau potable, dont les hygiénistes allemands recon-
naissent l'importance absolue, doit se trouver dans toutes
les maisons. L'aération, la ventilation des habitations,
l'évacuation des déchets font aussi l'objet d'indications
précises dans le règlement que nous venons d'indiquer.

La législation sanitaire est encore insuffisante en Allemagne, qui ne possède pas de loi sanitaire générale; cependant, l'hygiène y est bien observée, car les règlements
le sont; de plus, les divisions nombreuses de l'Administration sanitaire font que rien n'échappe au regard de
l'autorité médicale et que toutes les parcelles du territoire sont surveillées soigneusement par elle.

Le titre de médecin-hygiéniste ne peut qu'être une garantie supplémentaire pour la bonne exécution des mesures sanitaires, car ces médecins agiront avec plus
d'autorité sur l'esprit de la population, à laquelle ils
pourront faire comprendre l'importance des mesures
qu'ils sont chargés de faire prendre.

B) **Etats-Unis de l'Amérique du Nord.**

L'Union américaine se compose d'une série d'Etats :
chacun a sa vie politique propre, son autonomie, son in-

dépendance ; chacun a un gouverneur et une représenta-
tion nationale.

Chaque Etat se divise en *Counties*, qui sont eux-mêmes
formés par la réunion d'un certain nombre de communes.

La commune conserve, vis-à-vis du *County* et de l'Etat
qui la comprend, la même indépendance que ce même
Etat vis-à-vis du gouvernement fédéral.

Mais c'est là, la division politique de l'Union.

Administration sanitaire.

Au point de vue sanitaire, chaque *State* a ses services
distincts, n'ayant aucun rapport avec les services d'hygiène du *State* voisin.

Les premières mesures contre l'insalubrité des habitations ne remontent pas au-delà de 1866. Elles datent,
comme toutes les mesures d'hygiène urbaine, du moment
de la création dans les Etats d'un Conseil de santé.

Quelques-uns ont un *State Board of Health* dont les
attributions varient suivant les points du territoire que
l'on considère.

Néanmoins, les différences ne sont pas très grandes,
car l'Amérique, en établissant récemment ses services
d'hygiène publique, a pu s'inspirer de l'état de l'Administration sanitaire de l'étranger ; elle a vu les défauts,
les points heureux de cette organisation ; elle en a fait
son profit.

Le *State Board of Health* est composé de médecins et
de membres pris un peu dans toutes les professions libé-
rales.

Les médecins forment souvent la majorité, d'autres
fois, leur nombre s'équilibre avec le nombre des membres
pris en dehors de la médecine.

Le *State Board of Health* fut doté d'attributions lui permettant d'intervenir dans tous les immeubles infectés par une maladie contagieuse ou dangereux pour la santé et la sûreté des habitants, et il reçut des pouvoirs spéciaux pour la surveillance des habitations ouvrières.

En 1867, parut la loi sur les logements.

Au début, le *Board of Health* a rencontré bien des obstacles. Pendant de longues années, en effet, il a eu à lutter contre les habitants des logements infectés et contre les propriétaires qui ne se soumettaient pas ; mais il a fini par vaincre toutes ces résistances. Et maintenant, les propriétaires tolèrent, les locataires accueillent les inspecteurs. On a compris, à la fin, qu'il était dans l'intérêt de tous d'assainir les immeubles.

Mais les attributions du *Board of Health* portent aussi sur les maisons nouvelles, dont les plans doivent lui être soumis et qu'il doit approuver avant que l'exécution des travaux puisse être entreprise.

Toutes les plaintes qu'il reçoit sont examinées par les inspecteurs qui obligent les propriétaires à faire les travaux nécessaires, lorsqu'elles sont fondées.

Dans les villes importantes, telles que Chicago et New-York, il existe un service d'hygiène indépendant du service d'hygiène de l'Etat correspondant.

En 1895, le Dr John B. Hamilton, membre honoraire de la Société française d'Hygiène, adressa au maire de Chicago, S. B. Swift, un rapport relatif à la réorganisation du *Health Department* de la Grande Cité.

Cette réorganisation s'imposait, ajoutait le Dr Hamilton, parce que les lois, ordonnances et arrêtés qui le régissaient ne présentaient pas un ensemble harmonique :

« Elles étaient le résultat des changements successifs qui se sont opérés pendant la période comprise entre la création d'un simple village, et l'expansion d'une vaste Métropole. » (1)

New-York possède le *Métropolitain Board* indépendant du *State Board* et qui date de 1866.

Il comprend le Directeur sanitaire du Port, les quatre commissaires de police de la ville et quatre commissaires de santé, dont trois sont médecins nommés pour quatre ans et ayant un traitement fixe.

Le Président est nommé par le Conseil, qui désigne un *Sanitary superintendent*, assisté de deux adjoints et de quinze *District inspectors*. Ces trois derniers fonctionnaires sont chargés de la surveillance de l'hygiène publique et de contrôler les décisions du *Métropolitain Board*.

Les attributions du Conseil sont nombreuses ; il publie les arrêts et ordonnances qu'il juge nécessaires ; mais il ne doit pas s'écarter des lois qui existent déjà et en dépasser les limites. Tout ce qui touche à l'hygiène publique est de sa compétence, et chaque année, il adresse au gouverneur un rapport contenant le compte-rendu des travaux faits dans l'année.

---

(1) Le rapport comprend : d'abord une codification complète de toutes les *lois et ordonnances* plus ou moins en vigueur ; ensuite une répartition plus logique des districts sanitaires ; enfin une fixation plus équitable des travaux et attributions du personnel.

Aucune personne ne sera appelée à occuper une place ou un emploi, dans le département de la santé publique, qu'après enquête préalable, — par examen ou par titre — enquête portant sur l'instruction, l'habileté et les aptitudes qu'elle présente pour bien remplir les fonctions qui lui sont confiées.

Le personnel du département de la Santé comprendra :

Un directeur sanitaire et un directeur adjoint (*assistant*). — Le médecin de la ville. — Le *Commissioner of health*. — *A sanitary captain*. — *A chemist*. — *The medical inspectors*. — *The sanitary corps*. — Les commis et les interprètes.

M. A.-J. Martin donne à ce service le nom de *Bureau de Santé*.

En 1879, plusieurs Etats de l'Union américaine furent ravagés par des épidémies de fièvre jaune et le gouvernement crut nécessaire de protéger ce vaste pays par un ensemble de mesures rigoureuses.

L'*Act* du 3 mars 1879 institua, à la tête de l'administration sanitaire, le *National Board of Health*, siégeant à Washington.

Ce Conseil, composé de onze membres, dont dix sont médecins et hygiénistes, résume et centralise tous les services sanitaires des Etats-Unis ; il fait des règlements et les publie après l'approbation du Président de l'Union.

C'est au *National Board of Health* que les *State Boards* sont tenus d'envoyer des rapports sur l'état sanitaire de leurs départements.

En retour, le Conseil suprême leur fait parvenir, chaque semaine, le *National Board of Health Bulletin*, qui contient le mouvement hebdomadaire des cas de maladies et de la mortalité par les principales maladies, non seulement dans la plupart des villes de l'Union, mais encore dans les principales villes d'Europe; les ordonnances ou lois sanitaires établies par le Conseil national et des études sur les grandes questions d'hygiène publique.

Chaque année, le *National Board* adresse au Ministre des finances un rapport sur les opérations sanitaires accomplies pendant l'année.

Mais, en 1883, le Ministre des finances donna au chef du service des Hôpitaux de la marine la subvention de 100,000 dollars, que le *National Board* percevait chaque année. Le Conseil, voyant dans ce fait une marque de défiance de la part du Gouvernement, se dissocia,

Législation sanitaire.

La législation sanitaire aux Etats-Unis, en plus des règlements, ordonnances et lois établis par chaque Etat, comprend le Code sanitaire promulgué à New-York, le 2 juin 1873 et qui est devenu le recueil de toutes les mesures sanitaires générales auxquelles est soumise l'Union américaine.

Depuis cette époque, on y a apporté diverses modifications qui complètent l'ensemble des dispositions au moyen desquelles les épidémies sont prévenues et combattues.

Pour la partie qui intéresse l'hygiène de l'habitation, le Code sanitaire comprend les dispositions suivantes :

« Aucune construction ne pourra être donnée en location, si les chambres à coucher qui ne sont pas en communication directe avec l'air extérieur, ne possèdent une bouche d'air de 0^m20, au moins, au-dessus des portes donnant sur les chambres voisines.

« Il doit y avoir, dans chaque maison, des water-closets ou privés, dont la construction aura été approuvée par le Conseil sanitaire. Les appareils doivent posséder des dispositions assurant une prompte évacuation et empêchant toute émanation ; les communications avec l'égout se font par l'intermédiaire de tuyaux de chute avec siphons et trappes de regard, dans les meilleures conditions.

« Dans le cas où on ne pourrait établir le déversement à l'égout, et que le fait aura été vérifié par les Inspecteurs sanitaires, on autorisera les fosses fixes à la condition que l'étanchéité en soit absolue.

« On ne permet d'habiter le sous-sol que si la hauteur minima du sol au plafond est, en tous les points, de 2^m15.

« On doit éviter tout séjour d'immondices et d'ordures ménagères dans les maisons ou leurs dépendances.

« La maison sera constamment tenue propre, les murs blanchis, et l'ensemble nettoyé au moins deux fois par an.

« Aucune maison ne pourra être édifiée si le propriétaire ne soumet des plans satisfaisants au point de vue de la salubrité, au Conseil sanitaire, qui indique que : la distance entre les bâtiments construits en façade et les autres bâtiments élevés en arrière, doit être au moins de : 3m05 pour les constructions à un étage; — 4m55 pour deux étages; — 6m10 pour trois étages et 7m60 au-delà.

« Les parties bâties ne doivent pas occuper plus de 65 % de la superficie du terrain. Les chambres n'auront pas moins de 2m 44 du plancher au plafond.

« La surface totale des fenêtres ne sera pas inférieure au dixième de la superficie totale de la pièce. »

Aux termes du Code :

« Toute chambre qui aura une superficie de 9m² 30 et qui ne communiquera pas directement avec l'air extérieur devra être pourvue de moyens spéciaux de ventilation, à l'aide d'un conduit d'évent isolé, se prolongeant jusqu'au toit. »

Pour assurer l'exécution de ces prescriptions, la Commission municipale du budget doit affecter, chaque année, 10,000 dollars (50,000 francs) pour le service de la salubrité des habitations.

Les agents sont au nombre de 30 au plus, ayant servi dans la police et qui ont le droit de pénétrer dans toutes les maisons.

Toutes les prescriptions énoncées dans le Code sanitaire ont une sanction.

C'est ainsi que tout propriétaire ou autre personne qui aura contrevenu aux lois sanitaires peut se voir infliger une amende de 10 à 100 dollars ou un emprisonnement de 10 jours au plus pour chaque journée pendant laquelle la contravention continue, et les travaux sont exécutés d'office.

Le propriétaire est responsable ; à son défaut, le principal locataire et le locataire lui-même, ensemble ou séparément, suivant les cas.

Le Conseil sanitaire recouvre ces amendes, qui sont affectées aux besoins du service, pour en assurer le fonctionnement.

Ainsi qu'on le voit, la législation sanitaire des Etats-Unis, au point de vue de la salubrité des immeubles, n'est pas compliquée ; elle est pourtant très claire, très précise, et comme mesures à exécuter et comme sanctions à appliquer.

c) Belgique.

Administration sanitaire.

L'organisation des divers services de l'hygiène en Belgique se rapproche beaucoup de celle qui existe en France.

Le ministre de l'Intérieur est le chef suprême de l'administration sanitaire. Il a, à ses côtés, deux autorités consultatives : le *Conseil supérieur d'hygiène publique* et l'*Académie royale de Médecine*.

Le *Conseil supérieur d'hygiène publique* fut créé par un arrêt royal du 25 mars 1849 et réorganisé par celui du 30 décembre 1884. Ses membres sont au nombre de vingt et un, nommés par le roi ; dans ces vingt et un membres, sont compris les fonctionnaires qui font partie de droit de ce Conseil. Parmi eux, cinq docteurs en médecine, un pharmacien, un médecin vétérinaire, un architecte.

Toutes les compétences sont ainsi réunies dans ce collége, qui peut rendre, par ce fait, les plus grands services à l'administration quand elle a besoin d'étudier et de rechercher tout ce qui peut contribuer aux progrès de l'hygiène publique.

L'*Académie royale de Médecine*, créée par arrêté royal du 14 septembre 1841 et dont les statuts ont été révisés par arrêté royal du 7 avril 1881, a pour mission de répondre aux demandes que lui fait le gouvernement et de s'occuper de toutes les questions qui peuvent faire progresser les différentes branches de l'art de guérir. Elle comprend une section s'occupant spécialement de l'hygiène et des épidémies.

Lorsque la Belgique devint indépendante, la loi du 12 avril 1818, réglant tout ce qui est relatif à l'exercice de la médecine, institua les *Commissions médicales provinciales*.

Un arrêté royal du 31 mai 1818 organisa ces Commissions, qui étaient composées de docteurs en médecine, de chirurgiens, d'accoucheurs et de pharmaciens nommés par le roi, sur la présentation des Commissions elles-mêmes et des députations permanentes des Conseils provinciaux.

Un arrêté du 31 mai 1880 a, de nouveau, réorganisé ces Commissions en leur donnant un champ d'activité plus vaste et en leur adjoignant un ingénieur et un architecte. L'arrêté de 1880 indique que ces comités ont la surveillance de tout ce qui touche à la santé publique. Plus tard, le 27 décembre 1886, un arrêté royal maintenait et développait l'institution des membres correspondants de ces Commissions provinciales, institution qui datait de 1880.

Ces agents, nommés par le roi pour une période de six ans, et disséminés sur toute la surface du royaume rendent de grands services, car ils tiennent les Commissions médicales au courant des faits intéressant l'hygiène et la salubrité publiques.

En outre de ces Commissions médicales provinciales, il existe, dans chaque ville ou localité importante, une *Commission médicale locale*. Elle représente l'autorité consultative des questions d'hygiène et de salubrité de la commune et se tient en rapport avec les Commissions médicales provinciales.

Les localités qui ne peuvent avoir de Comités médicaux ont un membre correspondant des Commissions provinciales.

A côté de ces corps officiels, on a organisé, dans les différentes villes, des *Associations libres* qui s'occupent de toutes les questions médicales.

La Société royale de médecine publique et de topographie médicale qui existe depuis 1876 est la plus importante de ces Associations.

« Elle s'est donné comme mission de relever les cir-
» constances qui influent sur la santé générale et d'étu-
» dier l'état statistique et dynamique de la population
» pour en déterminer le coefficient pathologique. » (1)

Législation sanitaire.

Il n'existe pas encore de loi générale d'hygiène publique. La salubrité du pays repose sur les anciennes lois du 14 novembre 1789, des 16-24 août 1790 et du 21 septembre 1791. Ce sont là des lois françaises, introduites en Belgique lors de la conquête, en 1794. Mais ces lois ont vieilli, tandis que les questions d'hygiène ont progressé. Aussi, les principaux règlements sanitaires consistent-ils en

(1) *Aperçu historique de l'hygiène publique en Belgique depuis 1830.* — Dr A. Devaux, 1897.

règlements et *ordonnances* pris et publiés par les autorités communales.

Les lois qui s'occupent de l'hygiène sont de deux
sortes :

Les premières donnent, soit au gouvernement, soit aux
provinces, soit aux communes, soit à certaines administrations publiques, la mission de légiférer, de règlementer, en ne dépassant pas les limites qu'elles indiquent ;

Les deuxièmes tracent elles-mêmes les règles à observer ; elles prescrivent ou prohibent directement.

Le gouvernement a la police des établissements dangereux, insalubres ou incommodes (arrêtés royaux de 1863,
1887, 1891, 21 septembre 1894), celle des grands cours
d'eau au point de vue des intérêts de la sécurité et de la
salubrité publiques. Le décret du 23 prairial an XII et
l'arrêté royal du 20 juillet 1880 lui donnent le pouvoir
d'ordonner les précautions nécessaires en ce qui concerne
l'hygiène des cimetières. La loi du 9 août 1889 s'occupe
des habitations ouvrières et le Conseil supérieur d'hygiène
publique a rédigé un programme pour la construction
de ces habitations et pour les améliorations à apporter
aux maisons existantes de cette catégorie.

Le gouvernement intervient pour approuver des règlements et des décisions émanés des provinces et des
communes et que ces administrations ne peuvent mettre
en vigueur sans cette approbation.

La province n'a pas, au point de vue de l'hygiène publique et de la salubrité, un rôle aussi important que le
Gouvernement et les communes.

Les provinces règlementent les mesures à prendre pour
prévenir les accidents ou fléaux calamiteux, les épidémies (loi des 16-24 août 1790) ; elles font des ordonnances
sur la vaccine ; elles interviennent dans les autorisations
à accorder à certains établissements classés. La Commis-

sion médicale provinciale examine les travaux d'assainissement intéressant à la fois plusieurs communes de son ressort et statue.

Les provinces ont la police des cours d'eau non navigables ni flottables (loi du 17 mai 1817).

Les gouverneurs de province, nommés par la loi, veillent à l'exécution des lois et arrêtés d'administration sanitaire dans leur province. Ils agissent, par leurs conseils, sur les administrations communales, les dirigent et leur indiquent les travaux d'assainissement à entreprendre.

Au point de vue strict de l'hygiène, ce sont les communes qui ont le rôle le plus étendu.

Elles règlent, comme elles l'entendent, tout ce qui concerne la salubrité publique, pourvu que ces décisions ne soient pas en opposition avec les pouvoirs de l'Etat et des provinces, ni avec les lois spéciales relatives à la matière.

Par la loi du 14 décembre 1789 :

« Le pouvoir municipal est chargé....... de faire jouir les habitants des avantages d'une bonne police, notamment de la propreté et de la salubrité ».

Les pouvoirs des communes, au point de vue de l'hygiène publique et de la salubrité, sont contenus dans la loi des 16-24 août 1790, titre XI, art. 3, loi française sur l'organisation judiciaire ; les Belges l'ont conservée et l'appliquent.

« Les Conseils municipaux doivent veiller à tout ce qui intéresse la santé et la commodité du passage dans les rues, places et voies publiques ; ce qui comprend le nettoiement,. .... l'enlèvement des encombrements, la démolition ou la réparation des bâtiments menaçant ruine ;..............

l'interdiction de rien jeter qui puisse blesser ou endommager les passants ou causer des exhalations nuisibles..............

« Au corps municipal, appartient aussi le soin de prévenir, par des précautions convenables et de faire cesser, par la distribution des secours nécessaires, les accidents et les fléaux calamiteux, tels que les incendies, les épidémies..., en provoquant aussi, dans ce dernier cas, l'autorité des Administrations de département et de district. »

C'est en vertu des pouvoirs qui leur sont ainsi accordés, que les Administrations de plusieurs villes du pays, suivant l'exemple donné par la capitale, ont établi un Bureau d'hygiène.

Chaque commune qui a organisé ce service, en ressent les bons effets : tout ce qui concerne la salubrité publique et privée est soigneusement examiné ; les travaux d'assainissement nécessaires sont exécutés, sans retard, par la ville intéressée ou imposés aux propriétaires dès qu'ils sont signalés par le Bureau. Les causes d'insalubrité sont ainsi rapidement supprimées (Dr Kuborn).

Les communes peuvent exproprier des maisons ou des cours insalubres ; mais les arrêtés communaux pris dans ce sens doivent être soumis aux Conseils sanitaires provinciaux et autorisés par le roi.

Il existe, depuis le 1er février 1844, un règlement général sur les bâtisses, règlement en vigueur dans toutes les villes de plus de 2,000 habitants. Il est interdit d'établir, d'élargir ou de construire : une place, rue, ruelle ou passage sans l'autorisation du Conseil provincial et du roi.

Nul ne peut reconstruire ou faire des réparations à son habitation sans la permission des bourgmestres.

Le Code civil belge contient encore des prescriptions relatives au droit des voisins et l'interdiction de construire des habitations près des écuries.

13

On le voit, ni le gouvernement ni la province, n'ont une action directe sur le propriétaire pour obtenir de lui des travaux d'assainissement; les Conseils municipaux n'ont que les pouvoirs que leur confère la loi de 1790, mais ils en font usage et arrivent ainsi, avec les règlements spéciaux qu'ils sont autorisés à établir, à faire observer et appliquer dans leurs communes les règles d'hygiène qui assurent aux habitants un milieu salubre à l'abri des maladies évitables.

Les tableaux de statistique de la Belgique nous montrent les bienfaits de l'exécution des mesures sanitaires.

C'est le pays de l'Europe dans lequel la population par kilomètre carré est la plus dense; elle est de 215. Depuis 1851, c'est-à-dire depuis une quarantaine d'années, la population a doublé. La mortalité, au contraire, qui aurait dû augmenter en même temps que le nombre d'habitants s'élevait, s'est abaissée, grâce à la bonne administration sanitaire, à ses lois, à ses règlements, aux mesures d'assainissement prises, à la surveillance active exercée par les membres des divers services d'hygiène et par les autorités communales.

De 1841 à 1850, alors que la Belgique comptait 4,400,000 habitants, la mortalité était de 24,2 %oo; — de 1881 à 1890, avec une population de 5,500,000 habitants, elle était de 20,4 %oo; — en 1896, avec 6,500,000 âmes, elle n'est plus que de 18 %oo.

A Bruxelles même, la différence est plus sensible, puisque dans l'espace de 20 ans, de 1868 à 1888, la mortalité est descendue de 31,9 %oo à 21,9 %oo, d'où une différence de 10 %oo.

La statistique sanitaire forme la base de l'hygiène publique. C'est à elle qu'il appartient de montrer les points faibles et le résultat des améliorations déjà faites.

Ce n'est que lorsque l'on connaîtra où est le mal que l'on pourra en chercher le remède.

La Belgique est entrée dans la voie du progrès hygiénique, elle veut aller plus avant dans cette voie.

Nous lisons, en effet, dans l'ouvrage publié par la Société royale de médecine publique de Belgique (*Aperçu historique sur l'hygiène publique en Belgique depuis 1830*) et dans les conclusions écrites par M. le Dr Kuborn :

« La loi qui a conféré aux pouvoirs communaux le soin de la santé publique a pu avoir sa raison d'être à une époque où la science de l'hygiène se réduisait à quelques préceptes vulgaires, où l'isolement des communes, le peu de densité des populations, la difficulté des communications permettaient à leur autonomie de s'exercer sans danger dans un certain domaine. Aujourd'hui, ces conditions n'existent plus. C'est au pouvoir central, plus éclairé, plus actif, plus énergique, plus indépendant. qu'incombe le devoir de prendre en main la direction de la santé publique. »

D) **Italie.**

L'organisation sanitaire de l'Italie date de la loi du 20 mars 1865.

La division administrative était semblable à celle de la Belgique ; le mécanisme de l'hygiène publique adopté était le même que le nôtre.

L'administration centrale comprend la *direction de la santé publique* au Ministère de l'intérieur, divisée en trois sections :

1° Administration et assistance sanitaire (avec un bureau de comptabilité) ;

2° Section de l'assainissement du sol et de l'habitation et police sanitaire ;

3° Bureau technique avec un personnel conforme à son objet.

Auprès de l'administration centrale, se trouvent des corps consultatifs créés par la loi de 1865.

Et tout d'abord le *Consiglio superiore di sanita*, composé de six membres ordinaires et de six membres extra-ordinaires. Le président de ce conseil supérieur est le procureur général d'Etat de la capitale. Les membres ordinaires comptaient six médecins ou professeurs de médecine, et parmi les membres extraordinaires était un professeur de l'Ecole vétérinaire.

Un médecin de l'armée et un médecin de la marine furent nommés membres du Conseil supérieur par la loi du 24 décembre 1870.

Le roi nomme lui-même les membres du *Consiglio superiore*, et leurs fonctions ne durent que trois ans.

Au Conseil, est adjoint un secrétaire, qui n'a pas voix consultative et qui est fonctionnaire médical attaché au Ministère de l'intérieur.

Les attributions du Conseil consistent en : précautions à prendre contre l'éclosion et la propagation des épidémies ; projets de l'amélioration de l'hygiène des ouvriers. Il a la surveillance des établissements sanitaires et peut faire exécuter de grands travaux d'utilité publique, au point de vue de l'hygiène.

Il a droit d'initiative.

La Direction de santé publique a encore à ses côtés un Bureau d'ingénieurs sanitaires et une Commission consultative composée chacun de cinq membres pour faire appliquer la loi sur l'assainissement de Naples.

Il existe, enfin, un service dont le fonctionnement régulier est digne d'attirer l'attention des hygiénistes ; c'est le service des laboratoires scientifiques, attaché à la Direction de la santé publique.

Nous y trouvons une section de microscopie et de bactériologie, une section de chimie, un institut vaccinogène, une section d'hygiène, une école de perfectionnement avec un professeur-directeur et sept agrégés.

Toutes ces sections fonctionnent fort bien et elles sont composées de membres ayant des connaissances particulières, s'adaptant au service auquel ils sont attachés.

Dans les provinces, nous trouvons à peu près l'organisation qui régit nos départements.

Le préfet a la haute direction des affaires sanitaires de son territoire et il est le président du *Consiglio provinciale* qui l'assiste. Sur les six membres qui le composent, deux sont médecins. Ce Conseil a droit d'initiative.

Auprès des sous-préfets, se trouvent les *Consigli sanitari di Circondario e di Distretto*. Ces Conseils ont aussi droit d'initiative.

Enfin, dans les communes, le *Sindaco* ou maire, a la direction de l'hygiène municipale et soumet les questions intéressant l'hygiène à la *Commissione municipali di Sanita*, qui lui est adjointe. — Sur l'avis de la Commission, le Maire fait exécuter les règlements d'hygiène, prend les mesures urgentes et résume, dans un rapport trimestriel adressé au sous-préfet, les travaux d'assainissement exécutés dans la commune, les arrêtés concernant la salubrité et enfin le relevé de l'état sanitaire accompagné de statistiques.

La Commission municipale de santé, qui comprend le *Medico Condotto* ou médecin des pauvres, a, sous sa dépendance, dans les communes importantes, des laboratoires de micrographie et de chimie, pour la surveillance de l'hygiène de la commune ; à la tête de ces laboratoires, sont des experts médecins, chimistes, hygiénistes.

A Turin, l'Administration municipale a, depuis 1856,

établi un bureau d'hygiène important, qui rend de sérieux services.

Législation sanitaire.

L'ensemble de la législation sanitaire a été codifié par une Commission nommée en 1866 et qui, en 1873, présenta, à la Chambre des députés le *Codice Sanitario* comprenant 15 titres.

Le Parlement ne le discuta pas, et ce ne fut que plus d'un an après, le 6 septembre 1874, qu'un décret royal lui donna force de loi.

La législation concernant la propriété bâtie est comprise dans les articles 44-47 du chapitre premier. Ils indiquent seulement les droits du maire et les attributions de la *Commissione Municipali di Sanita.*

Le maire a la garde de l'hygiène publique, vis-à-vis des habitations collectives et des habitations particulières. La Commission municipale et le Maire doivent rechercher les causes et les caractères des épidémies ; ils en informent le Préfet, qui délègue aussitôt un membre du Conseil provincial chargé d'étudier, avec le concours d'un membre de la Commission, l'épidémie qui vient d'éclater, sa nature et ses causes ; le délégué du Conseil provincial indique au Maire les mesures à prendre, et ce dernier doit les faire immédiatement exécuter, se réservant le droit de transmettre un rapport au Préfet. Le Préfet fait part du rapport au Conseil sanitaire et, s'il est utile, le Ministre en est averti.

Les Maires et les Commissions municipales sont tout puissants, le Code sanitaire ne faisant qu'indiquer leurs attributions. Seulement, en Italie, tous les services d'hygiène fonctionnent ; aussi les règlements édictés par le Maire sont-ils respectés. La Commission, d'ailleurs, surveille les travaux prescrits.

Mais si le Code sanitaire indique seulement les attributions des communes et leur laisse une certaine initiative,
il a exigé que chacune d'elles ait, dans un délai déterminé,
un règlement sanitaire approuvé par le gouvernement.

« Les règlements sanitaires ne doivent apporter à la liberté
individuelle d'autres entraves que celles que nécessite la
défense de la vie d'autrui. L'hygiène individuelle est, pour
cette raison, un des biens qui peuvent être imposés » (1).

E) **Angleterre.**

Aucun pays n'a fait pour l'hygiène publique ce qu'a
entrepris l'Angleterre.

Les Anglais, qui sont jaloux de leur *Self Government*
ou administration locale, ont compris cependant l'utilité
de recourir à l'Etat et de lui demander aide et protection
quand il s'est agi de sauvegarder, de préserver la santé
publique ; ils n'ont pas craint de restreindre leur liberté
individuelle, leur droit de propriété quand il a fallu
prendre des mesures pour combattre les maladies épidémiques qu'ils redoutent ; ils ont réclamé des lois applicables à toute l'étendue du Royaume-Uni, ils s'y soumettent, et ils veillent, avec le plus grand soin, à ce que les
autres s'y conforment également. Ils ont compris que
chaque branche de l'Administration exige une direction
centrale, qui puisse guider, diriger les différentes sections
locales. Ils ont créé une administration sanitaire importante à laquelle ils ont donné les moyens d'action les plus
étendus. Les simples arrêtés administratifs n'étaient pas
suffisants ; le Parlement a fait la législation sanitaire.
Le pays en avait compris la nécessité : aussi, ces lois sont-
elles respectées et scrupuleusement observées.

(1) Discours prononcé à Palerme, par M. Crispi, Ministre de l'Intérieur.

Administration sanitaire.

Les débuts de l'administration sanitaire en Angleterre datent de 1834, époque à laquelle on fonda le *Poor-Law-Board*, qui s'occupait d'entretenir les pauvres et de veiller à l'état sanitaire des classes ouvrières. A côté de ce Bureau de l'assistance publique, on établit le *Registrar general*, qui enregistrait tous les décès qui se produisaient et leurs causes. Ces deux services fonctionnaient depuis une vingtaine d'années lorsque parut un rapport du *Poor-Law-Board on the sanitary condition of the labouring population of great Britain* et du *Registrar general* sur les travaux de statistique faits depuis la fondation du service. Ces rapports faisaient connaître les maladies qui avaient sévi de 1834 à 1858 et le nombre de décès survenus. On rechercha les causes de ces maladies, et pour cela, on nomma des Commissions spéciales. Les bénéfices retirés des travaux de ces Commissions furent si considérables que toutes les communes demandèrent une organisation sanitaire bien fixée et un règlement, une loi générale.

En 1848, parut le *Public Health act*, voté par le Parlement, et qui créa une autorité sanitaire gouvernementale : le *General Board of Health*, qui devait contrôler la pratique de l'hygiène publique dans les communes.

Après dix ans d'existence, le *General Board of Health* fut supprimé, et ses attributions furent reportées en partie au *Privy Council*, en partie au ministère de l'Intérieur.

Depuis 1875, époque à laquelle on refit le *Public Health act*, l'administration sanitaire comprend : *The local government Board*, qui est le conseil supérieur d'hygiène et *The local Boards of Health*, qui constituent les conseils d'hygiène locaux.

The local government Board est présidé par un membre du Parlement, nommé par la Reine ; les membrès ordinaires sont : le Président du Conseil, le Grand-Chancelier, les ministres et un secrétaire général.

Le président et le secrétaire général sont nommés à vie ; ce sont les directeurs du *Local government Board* ; les autres membres, qui sont de simples assistants, n'interviennent que pour les affaires importantes.

On peut reprocher au *Local government Board* d'être composé exclusivement de personnages étrangers, la plupart du temps, aux choses de l'hygiène ; mais *The local Boards of Health* suppléent par leur activité, dans une certaine mesure, à l'incompétence de l'administration sanitaire centrale.

Le *Local government Board* s'occupe d'ordonner, de modifier, de suspendre les mesures de préservation à l'égard des maladies contagieuses et épidémiques. Il est chargé de la surveillance de la vaccine; de la surveillance des constructions ; de la haute surveillance de l'hygiène municipale; du contrôle de la gestion des Conseils sanitaires locaux. Il a le droit et le devoir d'intervenir vis-à-vis des autorités locales négligentes ou réfractaires ; le droit d'approuver les projets d'amélioration urbaine, les plans de canalisation ou de lieux publics; le pouvoir de faire faire, en tout temps, des enquêtes sur l'hygiène publique de toute localité.............................

Il comporte neuf services distincts : celui de l'assistance publique, celui de l'hygiène publique, celui des architectes-sanitaires, celui des ingénieurs-sanitaires, celui de la vaccination, celui de l'hygiène des fabriques, celui des eaux de Londres, celui de la statistique, celui du contentieux.

Le directeur de chaque service adresse périodiquement un rapport résumant les travaux d'une année au Prési-

dent du *Board*, et au Conseil, dont nous avons indiqué
la composition.

Le *Local government Board* publie, chaque année, un
rapport qui résume ceux des directeurs de ces divers services et ceux des directeurs des *Boards of Health*. Le Comité central peut, pour tout ce qui touche à ses attributions, émettre des vœux qui ont force de loi ; mais quand
il s'agit de règlements qui concernent des libertés et
des droits particuliers, il faut que le Parlement les ratifie
pour les changer, de provisoires, en définitifs.

Local Board of Health. — Excepté la Métropole (Londres), l'Angleterre est divisée en districts sanitaires urbains et ruraux, qui sont soumis respectivement à la juridiction des autorités locales, appelées : *Urban sanitary
authorities* et *Rural sanitary authorities*, que le *Public
Health act* de 1875 investit de pouvoirs bien définis (1).

En pratique, l'hygiène publique est dirigée par les
Conseils locaux, ruraux et urbains. Les Conseils urbains
réunissent, sur les mêmes représentants, l'autorité municipale des villes et l'autorité sanitaire proprement
dite. Dans quelques villes, le *Local Board of Health* est
composé du maire et des délégués de la ville; dans d'autres, il est composé de membres élus, dont un tiers est
nommé chaque année, les membres étant rééligibles.
Ils doivent se réunir au moins une fois par mois. Les
Conseils ruraux ne sont autre chose que les bureaux des
pauvres, représentant l'autorité sanitaire ; ils compren-

(1) For the purposes of this act England, except the metropolis, shall
consist of districts to be called respectively : *Urban Sanitary districts*,
and *Rural Sanitary districts ;* and such urban and rural districts shall respectively be subject to the jurisdiction of local authorities, called *Urban
Sanitary authorities* and *Rural Sanitary authorities*, invested with powers
in this act mentioned... § 5 Part II, of the Public Health act, 1875.

nent le juge de paix de chaque paroisse du district et quelques membres élus.

Les paroisses forment, par leur réunion, un district ou *Union;* le *Local Board of Health* du district peut être dans une quelconque de ces paroisses.

Ces Conseils de district s'occupent de la canalisation dans le district; de l'évacuation et de l'utilisation des eaux d'égouts; des vidanges; de l'approvisionnement d'eaux; des habitations et des constructions en général; des habitations en location; des maisons insalubres; des causes publiques d'insalubrité; des industries dangereuses; de l'établissement de rues et de maisons nouvelles..... Chaque année, ils envoient au *Local government Board* un rapport pour lequel ils ont une formule fixe. Ils résument les travaux faits pendant l'année et l'état de leur budget; car, il faut l'ajouter, le *Local Board of Health* lève une taxe pour suffire à l'ensemble de ses frais.

Le *Local Board of healh,* comme le *Local Government Board,* est composé de membres peu ou pas au courant de l'hygiène; mais ces Conseils locaux ont, à leurs côtés, des fonctionnaires compétents et qui sont:

A *Medical officer of health,*

A *Surveyor,*

An *Inspector of nuisances,*

A *Clerk* (secrétaire),

A *Treasurer* (trésorier),

et des fonctionnaires adjoints.

Telle est la composition de l'administration sanitaire des villes. Les administrations rurales ont seulement:

A *Medical officer of health,*

A *Sanitary inspector,*

et des fonctionnaires adjoints.

C'est le *Medical officer of health* qui est le directeur sanitaire du district.

Cependant, on trouve des *district medical officers*, qui peuvent, munis d'une instruction spéciale que leur délivre le *Local Government Board*, remplir les fonctions de *Sanitary inspector* ou de *Medical officers of health*. De même, le *Local Government Board* peut autoriser *a Medical officer of health* à diriger plusieurs districts ; et, si un district sanitaire a une grande importance, plusieurs *Medical officers of health* peuvent en être chargés, chacun ayant son secteur et n'empiétant jamais sur le secteur voisin.

The Medical officer of health. — Il doit être médecin et avoir exercé pour pouvoir remplir ces fonctions (1).

Il peut, étant le personnage le plus important de l'Administration sanitaire du district, remplacer les fonctionnaires placés après lui, dans leurs attributions, chaque fois que l'occasion s'en présentera.

Le local *Government Board* l'a chargé de s'enquérir de toutes les choses qui peuvent être dangereuses pour la salubrité publique ; il doit rechercher l'étiologie des maladies et leur propagation et prendre aussitôt toutes les mesures nécessaires pour en enrayer la marche ; son district sera souvent inspecté et il tiendra le *local Board of Health* au courant de l'état sanitaire du territoire qu'il surveille. Il peut, lorsqu'une épidémie a éclaté ou lorsqu'il a découvert un foyer insalubre capable de propager l'infection, proposer des règlements au local *Board of Health*. Il a la surveillance et la haute main sur tous les fonctionnaires qui viennent après lui. Il adresse annuellement au local *Board* un rapport dans lequel il résume les travaux faits et les mesures prises par ses agents et par

---

(1) *A person shall not be appointed officer medical of health under this act unless he is a legally qualified medical practitioner.* — § *191, part IV, as to medical officer of health.... Public Health Act 1875.*

lui-même ; mais si une épidémie éclate, il est tenu d'en faire immédiatement la déclaration.

Il faut ajouter que le *Medical officer of Health* doit profiter de ses inspections dans son district pour initier la population aux choses de l'hygiène et lui faire comprendre les précautions à prendre pour combattre utilement l'insalubrité.

Sa qualité de fonctionnaire l'oblige à se trouver à son bureau aux heures fixées par le local *Board* (1).

Le *Sanitary Inspector* est un officier de police chargé des mêmes recherches que le *Medical Officer* sur les causes d'insalubrité ; il assiste aux séances du Conseil, et sous la surveillance de ce dernier, s'occupe de donner suite aux ordres du *Medical Officer*.

Le *Surveyor* est un ingénieur ou un architecte sanitaire, dont les fonctions marchent parallèlement à celles du *Sanitary Inspector*.

Ces deux derniers ne peuvent d'eux-mêmes indiquer les mesures d'assainissement nécessaires ni obliger à les exécuter. Ils doivent transmettre leur rapport à leur Chef, le *Medical Officer*, qui en fait part au local *Board*. Ce dernier peut charger le *Sanitary Inspector* et le *Surveyor* à veiller à l'accomplissement des travaux.

Nous avons parlé, dans les débuts de l'étude sur l'Administration sanitaire anglaise, du bureau de statistique. Nous devons ajouter que, d'après *the births and deaths registration act of 1874*, l'employé du bureau de statistique doit faire parvenir au local *Board*, toutes les semaines, le relevé des décès. Pour le cas où il se produirait un décès par maladie contagieuse, le *Registrar* doit avertir immédiatement le local *Board* et le *Medical Officer of*

---

(1) Le *London Act* de 1891 impose à ce médecin fonctionnaire l'obligation de ne pas faire de clientèle. Il relève directement du local *government Board*.

Health, auxquels on remet une copie des rapports des *district Medical Officers.*

Cette Administration sanitaire anglaise, plus simple que celle qui existe en Allemagne, est aussi plus raisonnée et mieux comprise ; elle forme un tout homogène où tous les agents ont leurs attributions nettement définies ; mais ce qui facilite leur tâche, c'est l'existence d'une loi sanitaire générale qui leur donne toutes les indications dont ils peuvent avoir besoin et qu'ils n'ont qu'à suivre.

Législation sanitaire.

Tous les règlements concernant l'hygiène sont contenus dans le *Public Health act de 1875,* en vigueur aujourd'hui, et qui provient du *Public Health act de 1848,* modifié et accru des diverses instructions publiées depuis cette époque.

Le *Public Health act de 1875,* est un véritable Code d'hygiène.

Ses articles constituent chacun un ordre auquel tous se soumettent, devant lequel tous s'inclinent.

Règlements concernant les égouts et le drainage.

Les autorités locales (rurales ou urbaines) doivent surveiller les égouts qui sont dans leur district et établir tous ceux qu'elles jugeront nécessaires. Elles doivent s'assurer que les eaux d'égout sont purifiées avant de se déverser dans un cours d'eau. Elles peuvent obliger les propriétaires à relier les drains de leurs maisons aux égouts qui passent devant leurs habitations et les propriétaires encourent une peine si le travail n'a pas été bien fait.

Any person causing a drain to empty into a sewer of a local authority without complying with the provisions of this section shall be liable to a penalty not exceeding twenty pounds....

Lorsqu'un égout n'est pas à plus de trente mètres (*100 feet*) d'une maison, le propriétaire doit faire déboucher les drains de la maison dans l'égout public. Si la distance est plus grande, une fosse étanche couverte, placée en un endroit désigné par le *Local Board,* recevra les immondices.

Deux ou plusieurs maisons peuvent être desservies par un même égout lorsque la dépense doit être moindre et que la salubrité n'en souffrira pas.

Les maisons doivent être drainées et le propriétaire d'une maison qui ne le serait pas est *liable to a penalty not exceeding fifty pounds.*

Utilisation des eaux d'égout. — Les autorités locales peuvent faire tous les travaux nécessaires, acheter des terrains, des machines dans leur district ou en dehors, pour utiliser les eaux de leurs égouts ; ces dernières peuvent être cédées à des particuliers pour fumer leurs terres ; mais le contrat ne peut avoir une durée supérieure à 25 ans.

Les travaux d'établissement d'égouts ne peuvent être faits que trois mois après l'avertissement inséré dans les journaux de la région ; tout propriétaire lésé par l'exécution de ces travaux peut s'y opposer et le *Local Board* statue après enquête d'un inspecteur.

Water-Closets, cabinets.

Les plans des maisons à construire doivent être soumis au *Local government Board* pour examen et acceptation ;

nulle maison ne pourra être construite si elle n'a pas de closets en nombre suffisant et le propriétaire encourt une amende de *twenty pounds*.

Tout cabinet, water-closet, earth-closet ou autre, autorisé par le *Local government Board* doit avoir, en quantité suffisante, de l'eau ou de la terre pour assurer une rapide évacuation ou une désinfection complète des matières fécales.

Les drains, les privés, les dépôts à immondices doivent être proprement tenus.

Sur la dénonciation, écrite de quiconque, d'un foyer d'insalubrité, l'autorité locale peut faire procéder à une enquête par un *Surveyor* ou un *Inspector of nuisances*. Le propriétaire sera averti de l'enquête 24 heures à l'avance, et au cas d'urgence, la visite des lieux se fera sans délai et sans avis préalable. Le *Surveyor* présente, au moment de sa visite, un ordre écrit qui lui donne le pouvoir de forcer l'entrée de la maison pour le cas où le propriétaire lui en refuserait l'accès.

Si la maison est reconnue salubre, le *Local Board* fait tout remettre en l'état, à ses frais ; dans le cas contraire, le propriétaire doit, dans *a reasonable time*, prendre toutes les mesures nécessaires pour faire disparaître les causes d'insalubrité. On veille à ce que les ordres soient exécutés dans le délai accordé. Si le propriétaire refuse de faire les modifications qu'on demande, il est frappé d'une *penalty not exceeding ten shillings for every day during which he continues to make default ;* le *Local Board* fait exécuter les travaux qu'il croit utiles et a un recours contre le délinquant pour le remboursement des frais exposés.

Règlement concernant les rues et les maisons.
Balayage et nettoyage.

Chaque Administration locale peut et, quand le *Local government Board* lui en donne l'ordre, doit procéder à l'enlèvement des ordures contenues dans les maisons et nettoyage des cabinets et à l'évacuation des eaux ménagères *(Cesspools)*.

Sur l'autorisation du *Government Board*, les communes peuvent faire des règlements locaux qui obligent les propriétaires à maintenir leur maison propre : l'amende est de *five pounds*.

Lorsque, sur l'avis du *medical officer of health* ou de deux médecins, il est reconnu qu'une maison ou une partie de maison est insalubre et qu'un *whitewashing cleansing or purifying* (1) s'opposeront à l'éclosion d'une maladie infectieuse, le propriétaire sera tenu de mettre sa maison en état de propreté ; l'amende encourue est de *ten shillings* pour chaque jour de retard et le *Local Board* fait exécuter de lui-même, aux frais du propriétaire, les mesures de propreté qu'il réclamait de ce dernier.

Chaque fois qu'une maison contiendra des fumiers ou autres immondices, au point de menacer la salubrité publique, le propriétaire recevra l'ordre de les faire enlever dans les vingt-quatre heures, après lesquelles l'autorité locale agit elle-même aux frais du propriétaire, qui a, de ce chef, une amende de *forty shillings* ou de *twenty shillings* (2).

(1) Blanchir les murs.
(2) Art. 47 et 50 du *Public Health act*, 1875.

Water-Supply (approvisionnement d'eau).

Toute autorité urbaine, toute autorité rurale doivent approvisionner en eau leurs districts, et les approvisionner en quantité suffisante pour les besoins publics et les besoins domestiques.

Mais, si le *Local Government Board* prend, contre tout propriétaire qui n'obéit pas aux ordres qu'il lui donne, des mesures de rigueur, il agit de même vis-à-vis de la *Water Company*, lorsqu'il reçoit des plaintes relatives à l'insuffisance ou à l'insalubrité de l'approvisionnement d'eau. La *Water Company* doit faire exécuter, aussitôt qu'elle en reçoit l'avertissement, les travaux d'assainissement; faute de quoi, le *Local government Board* les fait faire aux frais de la Compagnie.

Quand le rapport du *Surveyor* désigne une maison du district n'ayant pas *a proper supply of water* (1), qui peut cependant être fournie à un prix indiqué par le *Local act* ou déterminé par le *Local government Board*, l'autorité locale avertit, par écrit, le propriétaire et le requiert d'approvisionner, dans un délai fixé, sa maison en eau potable et en quantité suffisante. Passé le délai, le *Local Board* fait exécuter les travaux que le *owner* (propriétaire) paie.

L'eau des puits situés dans des terrains particuliers ne doit pas être contaminée par les infiltrations provenant de puisards recevant les eaux ménagères ou de fosses laissant filtrer les matières excrémentitielles. Le puits doit être abandonné sur le champ et la fosse réparée immédiatement.

(1) *Primâfacie*, this would refer to *quantity*; still, no doubt it would be held to include *quality*. — Note 4, § 62, Public Health act.

Les puits, les citernes, les réservoirs, les aqueducs et autres *Waterworks*, fournissant de l'eau gratuitement, doivent être entretenus en bon état.

Le *Local Board* doit fournir de l'eau nécessaire aux besoins des biens publics, des lavoirs, des usines et, s'il le juge utile, donner gratuitement l'eau pour les biens publics et les lavoirs à l'usage des pauvres.

Nuisances. — Les nuisances sont, d'après la définition donnée par M. Justice Stephen, toutes choses qui peuvent incommoder les individus ou porter préjudice à leur santé. — *Anything which interferes with personal comfort or is injurious to health.*

Une réglementation spéciale est réservée aux *nuisances* dans le *Public Health act.*

Sont regardées comme *Nuisances* :

1° Toute maison *(premises)* dont l'état est susceptible de nuire à la santé publique ;

2° Tout étang, ruisseau, caniveau, cabinet, urinoir, pouvant porter atteinte à la santé ;

3° Tout animal malpropre, dangereux pour la santé ;

4° Tout amas ou dépôt insalubre ;

5° Toute maison ou portion de maison dont le surpeuplement est malsain pour les co-locataires, qu'ils soient ou non de la même famille ;

6° Toute usine, atelier ou magasin mal tenus, et dont la ventilation est insuffisante pour rendre inoffensives les vapeurs qui s'échappent, ou si encombrées de gens pendant le travail qu'il peut en résulter un état malsain pour la santé ;

7° Tout foyer qui sert à actionner des machines ou dont l'emploi est utile pour d'autres fabriques, et qui ne consume pas assez complètement la fumée produite par le combustible ;

Et 8° toute cheminée (excepté celles des habitations particulières) qui souille l'air d'une fumée noirâtre et d'odeur désagréable.

It shall be THE DUTY *of every local authority to cause to be made from time to time* INSPECTION *of their district.* Il est du devoir de l'autorité locale d'inspecter de temps en temps son district et de prendre des mesures pour faire disparaître ces *nuisances*. Le *Local Government Board* surveille les agissements de la commune et lui fait supporter les frais occasionnés par les travaux d'assainissement lorsque l'autorité locale ne s'est pas livrée à l'enquête qu'elle devait faire au sujet des *nuisances* dont elle était chargée de débarrasser le district.

Les individus qui sont cause de la production des *nuisances* devront, sur l'ordre de l'autorité locale, et dans un délai fixe, prendre les mesures nécessaires pour en arrêter la production. Leur inaction les rend passibles d'une amende de *five pounds*.

Le *Public Health act* contient encore des instructions règlementant les établissements incommodes insalubres *(offensives trades);* des prescriptions concernant les mesures préventives contre les maladies contagieuses, les maladies épidémiques ; des règlements sur les voies publiques, rues et CONSTRUCTIONS. — Les communes urbaines ont le droit, avec l'autorisation du *Local Government Board*, d'exproprier des maisons pour agrandir les rues existantes, en percer de nouvelles.

Nul ne peut, sans y être autorisé par l'Administration locale, démolir ou reconstruire complètement ou en partie, une maison donnant sur une rue. La hauteur des maisons, leur largeur, le mode de construction et de canalisation, sont règlementés par le *Local Board*, qui donne aussi des prescriptions concernant les murs de fondation, les cheminées ; il doit aussi veiller à ce que chaque maison soit séparée de sa voisine par un espace suffisant pour que l'air circule librement et que la ventilation soit efficace.

Les terrains à bâtir doivent être séchés et convenablement drainés; l'emplacement et la ventilation des cabinets sont réglés; de même les endroits où devront être établis les dépôts d'immondices.

Les maisons signalées comme insalubres et impropres à servir d'habitation doivent être évacuées et la location en est interdite : le *Local Board of Health* veille à ce qu'il ne se commette pas d'infraction à cet ordre.

Ces dispositions, au point de vue de l'hygiène publique, contenues dans le *Public Health act*, ne sont pas les seules auxquelles tout citoyen Anglais doive obéir.

Le *Public Health act* confère aux autorités locales le droit de faire des règlements venant renforcer les règlements généraux édictés par le Parlement, mais, sans outrepasser les pouvoirs que la loi leur accorde.

Ces règlements sanitaires locaux ou *Bye-Laws* portent sur :

Le nettoyage et le pavage des rues, des trottoirs (*carriage way and footway*), la propreté dans les lieux d'aisance;

Le nombre de locataires admissibles dans les *common lodging houses*, la propreté et la ventilation de ces garnis, leur aménagement, leur inspection, etc................

L'exécution et l'observation de ces divers règlements sont assurés par de fréquentes inspections faites par les agents sanitaires et fonctionnaires, adjoints au *Local Board of Health* : *Medical officers of Health*, *surveyors*, *sanitary Inspectors*, *district medical officers*.

Quiconque les enfreint est frappé d'une amende de 125 francs, par le fait de l'infraction, et de 50 francs, par jour de retard, lorsqu'il y a à prendre des mesures ordonnées par écrit.

Il existe d'autres lois sanitaires non comprises dans le
Public Health act de 1875 ou publiées postérieurement ;
nous n'avons pas à les étudier ici, nous nous contenterons de les énumérer :

Loi pour la prévention de la pollution des cours d'eau
(The Rivers pollution prevention act, 1876).

Loi sur la vente des denrées alimentaires et des médicaments *(Sale of Food and Drugs act, 1875-1879);*

Ordonnance sur les vacheries, les laiteries et les crê-
meries *(The dairies cow-sheds and milk-shops order, of
1878-1879);*

Loi sur les boulangeries *(Bakehouses Regulation act,
1863);*

Loi sur les habitations ouvrières *(The artizans and
Labourers Dwellings act, 1868-1869-1875-1879-1882-
1885);*

Loi sur l'approvisionnement d'eau *(The public Health
Water act de 1878)*, qui a été insérée dans le *Public
Health act* et que nous avons examinée précédemment ;

Lois sur les fabriques et les ateliers *(The factories and
Work shops act, 1878-1883);*

Lois pour la protection des enfants du premier âge *(In-
fant life protection act, 1872);*

Lois sur la vaccination *(Vaccination act, 1867-1871-
1874);*

Lois sur l'enregistrement des naissances, des décès et
des mariages *(Registration acts, 1838-1874)....*etc.....

Ce qui ressort clairement de cette législation, en vigueur en Angleterre, c'est le souci constant de la préservation et de la conservation de la santé.

Les lois sont dures pour le citoyen anglais, si épris de
liberté ; elles sont inquisitoriales, puisqu'elles ouvrent la
porte de la maison au *Medical officer of Health*, au *Surveyor*, au *Sanitary Inspector* et autres agents sanitaires,

qui peuvent y pénétrer quand bon leur semble ; elles sont tyranniques, puisqu'elles obligent le citoyen anglais à s'y soumettre, à y obéir. Elles ont comme sanction une amende plus ou moins forte, suivant les infractions ; elles sont sûres d'être toujours appliquées, puisque les mesures qu'elles indiquent sont toujours prises, soit par le *Local Board of Health* ou le *Local government Board*, lorsque le propriétaire résiste ; soit, et c'est là le cas le plus fréquent, par le propriétaire ou par quiconque en reçoit l'ordre, pour éviter l'amende qui viendrait augmenter les frais occasionnés par les travaux que l'autorité ferait, en cas de refus, exécuter.

Mais, sont-elles vraiment tyranniques, ces lois ? Le peuple anglais les accepte sans rien dire, il les a même réclamées, alors qu'elles n'existaient pas ; les amendes prévues sont rarement appliquées, les notifications écrites sont même assez peu fréquentes ; le citoyen anglais, *prenant les devants* et faisant exécuter, de sa propre initiative, les mesures que la loi le forcerait à prendre ; il obéit, il se soumet, avons-nous dit, lui, le grand peuple libre ; c'est que pour lui, le mot « *Liberté,* n'est pas un « vain mot ; il désigne, au contraire, tout ce qui peut « sauvegarder l'individu et l'affranchir des inconvénients « et des périls inhérents à la vie en société » (1).

---

(1) *Traité d'hygiène publique.* — Dr Palmberg, p. 4.

M. A.-J. Martin, dans un certain nombre de rapports et de mémoires publiés dans plusieurs journaux politiques, de médecine et d'hygiène, a précisé l'incohérence de nos services de médecine publique, leur défaut d'autonomie, ainsi que l'absence presqu'absolue de compétence de la part de leur pouvoir exécutif. Et cependant, ni les institutions, ni les hommes, ni les renseignements ne manquent pour remédier promptement à un tel état de choses.

Si on compare notre administration et notre législation sanitaires avec celles des nations étrangères, on est forcé d'en conclure que la majeure partie de celles-ci ont fait, au point de vue pratique de l'hygiène publique, des progrès immenses, surtout depuis quelques années. Le résultat en est l'augmentation très sensible de la moyenne de la vie et la diminution, très accentuée, de la mortalité par les maladies infecto-contagieuses, transmissibles, qui nous l'avons vu dans le cours de ce rapide travail, sont nettement évitables.

Nous pourrions, étant donnée notre législation actuelle et en la remaniant sur certains points, sans lui apporter de modifications trop complètes, arriver aux résultats obtenus par nos voisins ; mais il faudrait, pour cela, commencer par donner à notre administration sanitaire l'autonomie, la compétence et la responsabilité qui lui font totalement défaut.

D'après ce que nous avons vu en étudiant les administrations et législations sanitaires de quelques pays, les premiers pas faits dans l'étude de l'hygiène et de la salubrité publiques, l'ont été par la France,

La France a dónné l'impulsion, mais « l'application « des idées est depuis longtemps faite à l'étranger, et « nous songeons seulement à la réaliser. » (A.-J. Martin).

Les peuples civilisés, frappés de voir les ravages produits par les maladies épidémiques, ont cherché les moyens d'y remédier. Les individus ont compris qu'ils ne pourraient, seuls, isolément, atténuer le progrès du mal ; ils ont confié à leurs gouvernements respectifs le soin de les préserver des épidémies et des causes d'insalubrité qui provoquaient ces mêmes épidémies.

Les gouvernements ont institué auprès d'eux une administration sanitaire, de laquelle est née la législation qui régit chacun d'eux.

Les uns ont mis à la tête de l'hygiène publique des *profanes,* des gens d'une haute valeur certainement, mais des gens dont les connaissances en hygiène sont à l'état embryonnaire.

Les autres, les peuples jeunes, ont profité des exemples donnés par les peuples plus anciens ; ils ont créé un pouvoir autonome, compétent et responsable qui puisse faire appliquer, en connaissance de cause, les règlements qu'il édicte.

C'est pourquoi, à part quelques exceptions, on peut dire que les pays les plus nouveaux sont ceux dont l'organisation sanitaire est la meilleure. Quand ils se sont fondés, ils ont trouvé tout à faire, une *table rase.* Ils ont construit de toutes pièces un édifice nouveau auquel ils ont apporté tout leur soin et les résultats que leur a donnés l'expérience de leurs aînés. Les nations anciennes, dont l'organisation est faite depuis longtemps, sont aujourd'hui bien en arrière. Elles sentent le besoin de modifier, de compléter leur organisation, leur administration sanitaire ; mais tout est à refaire et on ne peut rien restaurer, car l'édifice tout entier croulerait.

Les choses demeurent en l'état; et à côté d'œuvres nouvelles, grandioses, se trouvent les restes de travaux, hier encore admirés, aujourd'hui insuffisants et inutiles.

Si nous jetons les yeux sur l'administration sanitaire des pays que nous avons précédemment étudiés, nous remarquons qu'en Allemagne, aux Etats-Unis, en Italie, en Belgique, en Angleterre, le pouvoir central a, auprès de lui, un conseil de santé ayant un droit d'initiative que sa compétence, en matière d'hygiène, explique. A l'étranger, cette administration sanitaire forme une direction autonome.

Toutes les commissions spéciales, composées de membres ayant des connaissances techniques reconnues, ont voix consultative. Le gouvernement central ou l'autorité locale ont souvent recours aux lumières de ces Comités et agissent d'après leurs conseils, d'après leurs avis.

Les pouvoirs locaux, auxquels la loi confère des pouvoirs spéciaux pour l'organisation et la législation sanitaires de leur département, ont auprès d'eux des fonctionnaires sanitaires spéciaux qui n'existent pas en France.

Ces fonctionnaires nous présentent une garantie tirée de leurs fonctions elles-mêmes.

Ils sont, en effet, payés par l'Etat et leur salaire est assez élevé pour qu'il leur soit inutile de rechercher une clientèle qui leur ferait abandonner ou négliger les fonctions qu'ils ont à remplir.

Les grandes villes étrangères possèdent un service spécial, composé d'hommes compétents et qui s'occupe de la salubrité de là ville elle-même : *le Bureau d'hygiène.*

Nous en trouvons quelques-uns en France ; au Hâvre, à Reims, à Nancy, à Marseille, à Besançon : C'est là une institution indispensable dans une cité importante.

Le Bureau d'hygiène suit avec persévérance la marche des décès. Quand un accroissement dans la mortalité apparaît, son attention doit être éveillée sur les maladies qui donnent lieu à cet accroissement. Il doit, comme conséquence pratique, rechercher avec le plus grand soin quelles sont les causes de ces maladies et quels sont les moyens dont il peut disposer pour en éloigner ou au moins en diminuer la funeste influence.

Les villes de France qui ont créé ce service ont obtenu des résultats très encourageants : la mortalité a fortement diminué, la variole a disparu, la fièvre typhoïde est devenue rare ; la diphtérie est en baisse.

Tous ces services, bureaux d'hygiène, commissions sanitaires locales des provinces, des districts, des départements, des comtés, suivant que l'on considère tel ou tel pays, ont un droit d'initiative qui les pousse et les encourage à agir ; mais, en France, ce droit n'existe pas pour ces mêmes services qui se heurtent lorsqu'on les consulte, si tant est qu'on les consulte, à l'invariable réponse de l'insuffisance budgétaire.

Nous l'avons vu : ne peuvent faire partie des Conseils, Commissions et autres services sanitaires, à l'étranger, que ceux qui ont subi des examens en rapport avec la fonction à laquelle ils seront appelés, ou dont la compétence a été reconnue par des travaux antérieurs, comme en Belgique.

La France ne s'entoure pas de toutes ces garanties, qu'elle regarde comme inutiles, et que l'étranger considère comme nécessaires.

Enfin, l'enseignement approprié à l'administration sanitaire existe dans plusieurs pays qui ont des instituts spéciaux.

C'est ainsi que les Etats-Unis et l'Angleterre ont les *Sanitary institutes*.

Dans le Royaume-Uni, chaque université, chaque collège a son programme spécial pour l'obtention de ces diplômes. Cependant, ces programmes sont établis d'après les indications générales fournies par le *General Medical Council* siégeant à Londres.

Il y a aujourd'hui, en Angleterre, seize diplômes d'hygiène et de science sanitaire.

L'Italie a organisé aussi un enseignement complet qui comprend sept cours : *Le génie sanitaire, la microscopie et la bactériologie appliquées à l'hygiène, la chimie, la physique, l'épidémiologie et la législation sanitaire.*

Tous ces cours sont pratiques et expérimentaux.

On y développe les théories qui figurent au programme dressé en vue des examens que doivent subir les experts médico-hygiénistes et chimistes-hygiénistes et des concours pour l'obtention des titres de médecin provincial près des préfectures.

En six ans, de 1889 à 1894 : 361 médecins, 19 vétérinaires, 51 chimistes ou pharmaciens, 31 ingénieurs ont suivi ces cours.

Nous n'avons rien d'analogue en France, et nous ne pouvons nous défendre d'un certain sentiment d'envie.

ARCHITECTE HYGIÉNISTE

Néanmoins, M. Em. Trélat, dont nous avons souvent rappelé le nom dans le cours de notre travail, marchant toujours en tête du progrès, a organisé à l'Ecole spéciale d'architecture de Paris un concours donnant aux candidats qui le subissaient avec succès, le diplôme d'*architecte hygiéniste.*

Il semble évident qu'un architecte n'est pas capable de construire une maison salubre si, pendant le cours de ses études, personne ne lui a enseigné les principes de la science sanitaire appliquée aux constructions.

A la séance d'ouverture de l'Ecole, en 1893, M. Em. Trélat a prononcé, à ce sujet, les paroles suivantes :

« L'Ecole, Messieurs, comprend, dans son enseignement, l'étude de l'hygiène publique. Elle a prévu, dès l'origine, qu'avec l'énorme accroissement des villes, l'architecte avait une responsabilité directe dans la salubrité des aggloméra-tions urbaines, et qu'il devait s'y faire une compétence. Elle voyait d'ailleurs qu'à l'étranger, en Angleterre, en Allemagne, aux Etats-Unis, en Italie même, *l'architecte hygiéniste* s'était fait une spécialité et qu'il y avait un intérêt indiscutable à étendre même en France son champ professionnel. Il faut dire que longtemps cet enseignement spécial n'a eu d'autre résultat que d'enrichir, en les fortifiant, l'instruction générale de nos élèves. *Mais tout est patience ici.* Les agglomérations urbaines se sont accrues, la mortalité a monté, la santé y a fléchi, l'hygiène publique amplifiée a gagné sa légitime auto-rité ; elle a commandé d'assainir les villes en montrant à les nettoyer méthodiquement ; elle a fait la guerre aux adminis-trations qui, au lieu de les élargir, laissent se rétrécir les voies publiques et privent les habitations d'air, de lumière et de soleil. En tout cela, l'architecte fait encore défaut. Ici nous délivrons nos certificats d'architectes hygiénistes et nous ouvrons ainsi, à nos élèves, un nouveau champ d'utilité ».

Ce concours est facultatif ; mais, chaque année, un grand nombre des architectes brevetés, à l'issue de leur scolarité, prennent part à ce concours, montrant ainsi l'importance qu'ils attachent à ce certificat et le bénéfice qu'ils espèrent en retirer au point de vue de la carrière professionnelle.

N'est-il pas de toute évidence que les propriétaires ont les plus grandes chances de trouver, parmi les architectes munis ainsi du brevet, des garanties sérieuses pour les dispositions hygiéniques de leur immeuble ? (1)

En Angleterre et en Amérique, nul ne peut devenir plombier (patron) s'il n'a suivi des cours spéciaux et

(1) Au Concours de 1896-97, les candidats ont eu à traiter deux questions : *a*. Une question de technique sanitaire; *b*. Une question de législation sanitaire.

A. TECHNIQUE SANITAIRE.

1° *Faire la théorie du nettoyage sanitaire de la maison.* — « Les résidus, » gaz, liquides ou solides que la vie répand autour de l'homme, sont des » sources d'insalubrité quand ils séjournent dans son voisinage. Le can- » didat rappellera la nécessité d'en garantir particulièrement l'habitant des » villes. Il décrira les précautions qu'il faut prendre à cet effet et les dis- » positions de différents ordres, qui mettront les citadins à l'abri des » influences nocives de leur logement ».

2° *Application et pratique.* — Un propriétaire possède, dans un quartier excentrique de Paris, « un terrain d'une capacité de 900 mètres carrés et » de 20 mètres de façade, sur une rue méridienne de 18 mètres de largeur.

» Cette rue, pourvue d'un égout, d'une conduite d'eau en pression et d'un » réseau distributeur d'électricité, a été comprise dans le dernier classement » qui rend obligatoire l'application du *Tout à l'égout*. Le radier de l'égout » est placé à 3 mètres sous le pavé de la rue.

» Le propriétaire désire construire sur ce terrain une maison réalisant » les meilleures conditions de salubrité. Le quartier, ne comportant que » des loyers peu élevés, il s'est arrêté à l'idée de grouper, à chaque étage, » 4 logements comprenant, chacun : antichambre, cuisine, salle à manger, » 2 chambres à coucher et un w.-c. Le rez-de-chaussée et le sous-sol » seront, en grande partie, occupés par des commerçants. Enfin, la cons- » truction devra ménager la possibilité d'avoir un jardin au fond du » terrain. Le nombre des étages sera de 4 au-dessus du rez-de-chaussée.

» Les candidats donneront : 1° Un mémoire explicatif des installations » qu'ils auront prévues ; 2° Des plans et des coupes montrant clairement » les dispositifs de ces installations ».

B. LÉGISLATION SANITAIRE

« 1° Qu'entend-on, aux termes de la loi de 1850 et de la jurisprudence, » par des *logements insalubres ?* (analyser de nombreux exemples de juris- » prudence).

» 2° De quelle façon la Commission des logements insalubres est-elle » appelée à se prononcer sur l'insalubrité des habitations ?

» 3° Comment l'administration peut-elle remédier aux causes d'insalu- » brité qui lui ont été signalées ?

» 4° Quelle sanction est attachée à l'inobservation des prescriptions » relatives aux logements insalubres ? »

obtenu le diplôme sanitaire délivré par un jury compétent.

Ce diplôme sera certainement créé pour les autres corps d'état qui prennent part à la construction, à l'aménagement de la maison.

Grâce à M. Em. Trélat, le premier pas est fait en France ; souhaitons que les résultats deviennent, chaque année, meilleurs ; souhaitons aussi que ces architectes, munis du diplôme d'hygiéniste, aillent se fixer dans les principales villes de province, où chacun sera heureux de pouvoir s'adresser à un homme d'une compétence reconnue.

Dans certains pays, la législation sanitaire est, depuis quelque temps, réunie dans un Code sanitaire particulier, dans lequel les mesures de salubrité concernant l'hygiène de l'habitation sont contenues et qui ont, pour en assurer l'exécution, une sanction pénale suffisante.

Nous l'avons vu, le véritable monument qui existe aujourd'hui se trouve chez nos voisins, les Anglais : le *Public Health act*.

La France est restée en arrière. Les hygiénistes l'ont compris ; c'est pourquoi les diverses Sociétés de médecine françaises ont, à plusieurs reprises, émis le vœu :

« Qu'à l'exemple de la plupart des pays étrangers, l'administration sanitaire civile soit confiée, en France, à une direction administrative autonome, compétente et responsable aussi bien auprès du pouvoir central que dans les départements et les grandes villes. »

CHAPITRE III

Considérations Générales.

Si nous n'avons pas encore de bonnes mœurs sanitaires, cela tient à bien des causes ; la première et la principale, c'est l'*insouciance de chacun et de tous à se conformer aux prescriptions hygiéniques* en temps ordinaire.

Qu'une épidémie survienne, l'émotion la plus vive règne dans le centre frappé : les instructions, les conseils donnés sont écoutés, sont suivis. L'épidémie disparaît-elle, on s'empresse de tout oublier.

En deuxième lieu, *nos lois et nos règlements sont insuffisants*. Et, de ce fait, découle toute une série de causes connexes ; nous l'avons vu en examinant les administrations et les législations étrangères : tout est prévu dans leurs lois, tout est réglementé.

L'Administration forme un tout, autonome ; ses membres sont compétents, responsables : cette compétence et cette responsabilité suivent les divers échelons, depuis le plus élevé jusqu'au plus bas.

Les fonctionnaires sont indépendants par la solde ; ils ont, suivant leur situation, des attributions bien fixées, des droits reconnus par la loi pour forcer le propriétaire à prendre les mesures prescrites ; ils ont à leur service des ouvriers compétents pour l'exécution des travaux.

15

Mais, dira-t-on, il faut une loi.

Evidemment une loi s'impose ; mais jusqu'à présent, malgré les efforts tentés, elle n'a pu aboutir ; la principale préoccupation étant de respecter la liberté individuelle, l'inviolabilité du droit de propriété.

Et c'est ainsi que la France reste en arrière, alors que toutes les autres nations marchent vers le progrès.

Y a-t-il des peuples aimant plus leur liberté que les Anglais et les Américains ? Non, et pourtant, c'est la nation entière qui a demandé la loi à laquelle elle s'est soumise. Ce qui paraît tyrannique aujourd'hui, ne le sera plus demain, quand l'habitude de la loi sera entrée dans nos mœurs et on ne peut pas dire qu'elle n'y pourra jamais entrer, car, si nous examinons le *Nouveau régime de l'assainissement à Paris* de M. l'ingénieur en chef Bechmann (1), nous remarquons qu'après l'installation des égouts dans certaines rues de la Capitale, un arrêté du Préfet de la Seine en date du 8 août 1894, a obligé les propriétaires, ayant des maisons sur le parcours, à établir, dans le délai de trois années, un branchement de leur maison à l'égout.

L'opinion publique accepte aujourd'hui cette réforme et, après quelques hésitations, inévitables au début, les nouvelles habitudes se sont introduites assez rapidement.

Il en sera, ainsi, avec une loi générale sur l'hygiène publique, conforme à celle de nos voisins.

L'inspection des maisons, difficile peut-être dans les commencements, sera facilement faite lorsque tout le monde comprendra la nécessité d'exécuter des travaux d'assainissement et qu'on sera bien convaincu que tout

(1) Ce mémoire a été lu à la séance de la Société de médecine publique et d'hygiène professionnelle du 27 février 1895.

progrès en hygiène est en gain sur la mort et que toute défense servant à l'amélioration de l'hygiène publique est une économie.

Et l'on pourra très bien en arriver là, en propageant les connaissances hygiéniques dans la population : on instruira les parents sur l'hygiène de l'enfant, depuis sa naissance jusqu'au commencement de l'âge scolaire, au moyen de brochures, à la portée du peuple (1).

On instruira les enfants dans les écoles primaires et secondaires, on leur fera connaître les points les plus simples de l'hygiène, ceux que tout le monde sait, et à qui on ne l'a jamais appris. A mesure que l'enfant grandira, qu'il pourra mieux comprendre, on l'initiera aux côtés de plus en plus délicats de cette science. Quand il sera devenu homme, il apprendra l'hygiène pratique, dans les écoles professionnelles, où l'on devra organiser des cours spéciaux.

Les futurs architectes et ingénieurs suivront des cours, d'autant plus complets que leurs études antérieures leur permettront de les mieux saisir.

C'est ainsi que l'enfant, né entouré des soins tout particuliers que demande l'hygiène, élevé dans ces notions qu'il acquerra, plus précises et plus larges au fur et à mesure qu'il avancera en âge, comprendra l'utilité des mesures que la loi lui prescrira, il les trouvera naturelles et s'y soumettra, car il en connaîtra l'importance.

L'Angleterre, la Belgique, l'Allemagne, les Etats-Unis se sont particulièrement préoccupées de l'hygiène publique depuis quelques années, notamment de l'assainissement des villes, de la préservation des maladies contagieuses et en ont retiré des bénéfices que la statistique nous fait connaître.

---

(1) Les Anglais et les Américains distribuent des *tracts, Manuals of health.*

En Angleterre, jusqu'à 1875, la mortalité était de 22 % environ ; depuis 1875, époque où de grands travaux d'hygiène ont été entrepris, la mortalité est tombée : à 20,5 % en 1880 ; à 19,5 % en 1885 et à 17,9 % en 1889. Le total des existences sauvées ainsi, de 1881 à 1889, a été de 858,591.

A Bruxelles, ville de 180,000 habitants, de très importantes améliorations hygiéniques ont été réalisées depuis vingt-cinq ans ; grâce à elles, la mortalité qui était, à cette époque, de 31 % est tombée à 22,9 %, et les *maladies contagieuses*, qui causent à Paris 25 décès par 10,000 habitants, n'en causent plus à Bruxelles que 17.

En Allemagne, même résultat; la mortalité, en 10 ans, a diminué de 20, 30, 40 %.

En France, nous sommes en retard, et, d'après le calcul de M. Monod, nous pourrions facilement sauver 130,000 existences par an.

Avant d'établir nos conclusions, disons quel a été le but de notre travail :

Nous avons voulu, tout d'abord, montrer ce que doit être l'hygiène de l'habitation, et bien qu'aujourd'hui, tout le monde connaisse l'utilité d'une bonne aération, d'une ventilation convenable, d'un éclairage et d'un chauffage bien compris ; la nécessité d'une alimentation en eau, suffisante, et comme qualité et comme quantité ; la sécurité que nous procure une rapide et complète évacuation des déchets, nous n'avons pas voulu nous en tenir à ceci que *poser la question, c'était la résoudre.*

Nous avons ajouté un travail personnel de statistique sur la ville de Toulouse pour montrer jusqu'où peut aller l'insouciance et l'ignorance des règles, même les plus simples, de l'hygiène.

Nous avons, ensuite, étudié l'Administration sanitaire avant la législation, car nous avons cru utile de montrer que, si notre législation sanitaire est défectueuse et insuffisante, cela tient à la mauvaise organisation de notre Administration.

Ce travail aurait dû être traité plus largement, plus en détail ; mais nous ne pouvions dépasser certaines limites : sur bien des points aussi, avons-nous été bref.

C'est là, nous l'avons déjà dit, une ébauche que nous comptons reprendre ultérieurement.

CONCLUSIONS

Deux idées importantes ressortent de l'ensemble de notre travail :

1° *L'ignorance que l'on a des choses de l'hygiène ;*

2° *L'insuffisance des règlements qui régissent l'hygiène de l'habitation.*

I° — Pour l'aération, la ventilation, l'éclairage, le chauffage, les desiderata de l'hygiène publique ne peuvent porter que sur des instructions précises, détaillées, données par une autorité compétente : Conseils, Commissions et Bureaux d'hygiène ; médecins, lors de leurs visites chez les malades.

II° — La construction des maisons doit être confiée à des hommes au courant des progrès de l'hygiène.

III° — On doit exiger d'eux des connaissances spéciales confirmées par un brevet d'architecte ou d'Ingénieur sanitaire.

IV° — Que les ouvriers des diverses corporations aient aussi, comme aux Etats-Unis, en Angleterre, un certificat constatant des études sérieuses faites dans cette partie spéciale de l'hygiène et que l'inscription de leurs noms soit établie sur un tableau dressé à la Mairie, publié et révisé tous les ans.

V° — Pour l'alimentation en eau, il faut exiger, des communes, l'exécution des travaux d'assainissement réclamés et l'abonnement obligatoire à l'eau potable et à l'eau de rivière, lorsque l'eau potable ne pourra, seule, suffire aux besoins domestiques et aux besoins des services publics et industriels.

VI° — L'établissement d'égouts dans les villes où l'on pourra utiliser leurs eaux, soit sur des terrains d'une très grande surface, soit dans une usine qui transformera les matières en engrais pour la terre.

VII° — La révision de la loi de 1850, concernant les logements insalubres et sa modification, ainsi que l'indique le projet voté à la Chambre des députés en 1893 et présenté plus tard, en 1897, au Sénat, par M. le professeur Cornil.

VIII° — Les peines d'emprisonnement ne doivent pas être comprises dans la loi à édicter.

IX° — L'étude de la Législation sanitaire étrangère pourra fournir d'excellents renseignements pour la modification de la législation française.

X° — Les connaissances hygiéniques doivent être propagées sérieusement et soigneusement.

XI° — Les réformes sanitaires comprennent tout l'ensemble de l'administration sanitaire et de la législation. Lorsqu'une épidémie a commencé à sévir dans une localité, les habitants ne doivent pas se refuser

à l'exécution des mesures propres à en empêcher la
propagation, c'est-à-dire : l'information des cas cons-
tatés, la vaccination pour les maladies dont les vaccins
sont aujourd'hui connus, la désinfection et l'isolement,
pratiqués dans les limites du possible.

Mais cela ne suffit pas ; il faut surtout prévenir
l'apparition des épidémies ; or, c'est presque exclusivement dans les localités insalubres, dans les logements insalubres que les maladies transmissibles
apparaissent tout d'abord et se propagent ensuite ;
on doit donc assurer la salubrité des villes et des
habitations par tous les moyens possibles.

Il faut diminuer la mortalité en France dans la
proportion où les réformes sanitaires ont permis de
le faire assez promptement dans les pays que nous
avons déjà mentionnés.

La natalité dans notre nation a tellement diminué
que l'on doit s'efforcer d'améliorer la santé, d'agir
sur la mortalité pour la faire décroître et conserver
à la France sa place prépondérante dans le monde.

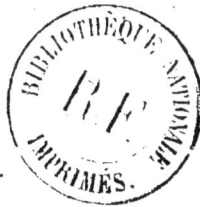

INDEX BIBLIOGRAPHIQUE

GRIMAUD DE CAUX. — Eaux publiques, et leurs applications, 1863.

FONSSAGRIVES. — La maison, 1871.

— L'hygiène des villes, 1873.

CH. JOLY. — Théorie de l'aération et du chauffage, 1875.

Dr BELVAL. — Essai sur l'organisation générale de l'hygiène publique. Bruxelles, 1876.

Dr KUBORN. — De l'organisation de l'hygiène publique en Belgique, 1880.

CONGRÈS INTERNATIONAL D'HYGIÈNE ET DE DÉMOGRAPHIE. Paris, 1878.

KAISERLICH DEUTSCHES GESUNDHEITSAMT UND OFFENTLICHE GESUNDHEITSPFLEGE IN DEUTSCHEN REICHSTAGE, 1879.

Dr GIBERT. — Création d'un bureau municipal d'hygiène au Havre, 1879.

EM. VALLIN. — Le régime sanitaire aux Etats-Unis, 1880.

SUR L'ORGANISATION DE L'ADMINISTRATION SANITAIRE DANS LES ETATS (Congrès international d'hyg. de Turin 1880).

Dr POINCARÉ. — Relation d'une épidémie de fièvre typhoïde à Nancy, 1881-1882.

QUATRIÈME CONGRÈS INTERNATIONAL D'HYGIÈNE ET DE DÉMOGRAPHIE A GENÈVE, 1882.

P. FLEEMING-JENKIN. — House inspection in Sanitary Record, 1882.

EM. TRÉLAT. — Rapport sur l'évacuation des vidanges, 1882.

— Le Water-Closet anglais, 1883.

— La fenêtre, source de lumière dans la maison, 1886.

Em. Trélat. — Aérage et chauffage des habitations, 1886.
— Salubrité des Edifices et des Villes, 1887.
— Assainissement de Paris, 1888.
— Contribution de l'architecte à la salubrité des Maisons et des Villes, 1890.
— Théorie du chauffage, 1892.
— Annales du Conservoire des arts et métiers *La Salubrité*, 1895.

Dr W. Douglas Hogg. — Médecine publique en Angleterre, 1883.

Thierry Mieg. — Annales industrielles, 1884.

Dr Brouardel. — Conférence sur les moyens de protection de l'Europe contre les maladies épidémiques. Paris, 1885.

M. Hubert Valleroux. — Journal des Economistes, 1885.

Dr A.-J. Martin. — Règlementation sanitaire des habitations à New-York, 1886.
— Réforme de la Législation sanitaire française, 1889.

Bouchardat. — Traité d'hygiène, 1887.

Arbeiten der Hygienischen Section. Wien. 1886.

IV Congrès provincial des architectes, tenu a Toulouse, du 18 au 24 sept. 1887.

Discours de M. Léon Bourgeois (sous-secrétaire d'Etat) au Conseil d'hygiène, le 14 janvier, 1889.

Dr Friot. — Vidanges et Eaux ménagères, 1889.

Congrès international d'hygiène et de démographie, Paris, 1889.

D^r Du Mesnil. — L'habitation du Pauvre, 1890.

Dr Guiraud. — Traité pratique d'hygiène, 1890.

Dr Palmberg. — Traité d'hygiène publique, 1891.

M. Henri Monod. — Mesures sanitaires en Angleterre, depuis 1875. — 1892.

Assainissement de Marseille. — Rapports et documents parlementaires, 1893.

Handy guide to public Health. = by Hime, 1894.

M. Bechmann. — Le nouveau régime de l'assainissement à Paris, 1895.

D^r. BELVAL. — Mouvement hygiénique de Bruxelles (fascicule de juin–juillet), 1896.

Dr J. ROCHARD. — Encyclopédie d'hygiène et de médecine publique, 1897.

Dr LARROUY. — La fièvre typhoïde à Toulouse (thèse), 1897.

D^r HUC. — La désinfection des appartements par le Formol (thèse), 1897.

Dr CAMOUS. — Hygiène urbaine (thèse), 1897.

Dr DEVAUX. — Aperçu historique de l'hyg. publique en Belgique, 1897.

Dr MANDOUL. — Eaux d'alimentation de Toulouse, 1898.

ANNALES D'HYGIÈNE ET DE MÉDECINE LÉGALE, 1888–89–90.

BULLETIN DE LA SOCIÉTÉ DE MÉDECINE PUBLIQUE ET D'HYGIÈNE PROFESSIONNELLE, 1885–1896.

JOURNAL D'HYGIÈNE, 1888-1898.

REVUE D'HYGIÈNE (Dr Vallin), 1879-1897.

CODE CIVIL.

CODE PÉNAL.

CODE D'INSTRUCTION CRIMINELLE.

TRAITÉ DE DROIT CIVIL. — M. Baudry-Lacantinerie.

JOURNAL OFFICIEL de la République française, 1884-89-93-97.

ANNUAIRE STATISTIQUE DE LA FRANCE. Ministère de l'intérieur, 1891-1896.

G. ROZET. — Dictionnaire de la législation de la propriété, 1890.

RECUEIL GÉNÉRAL DES SÉNATUS-CONSULTES, LOIS, DÉCRETS, ORDONNANCES, depuis 1789 à 1896.

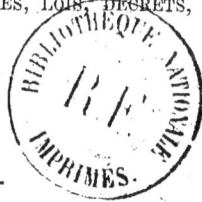

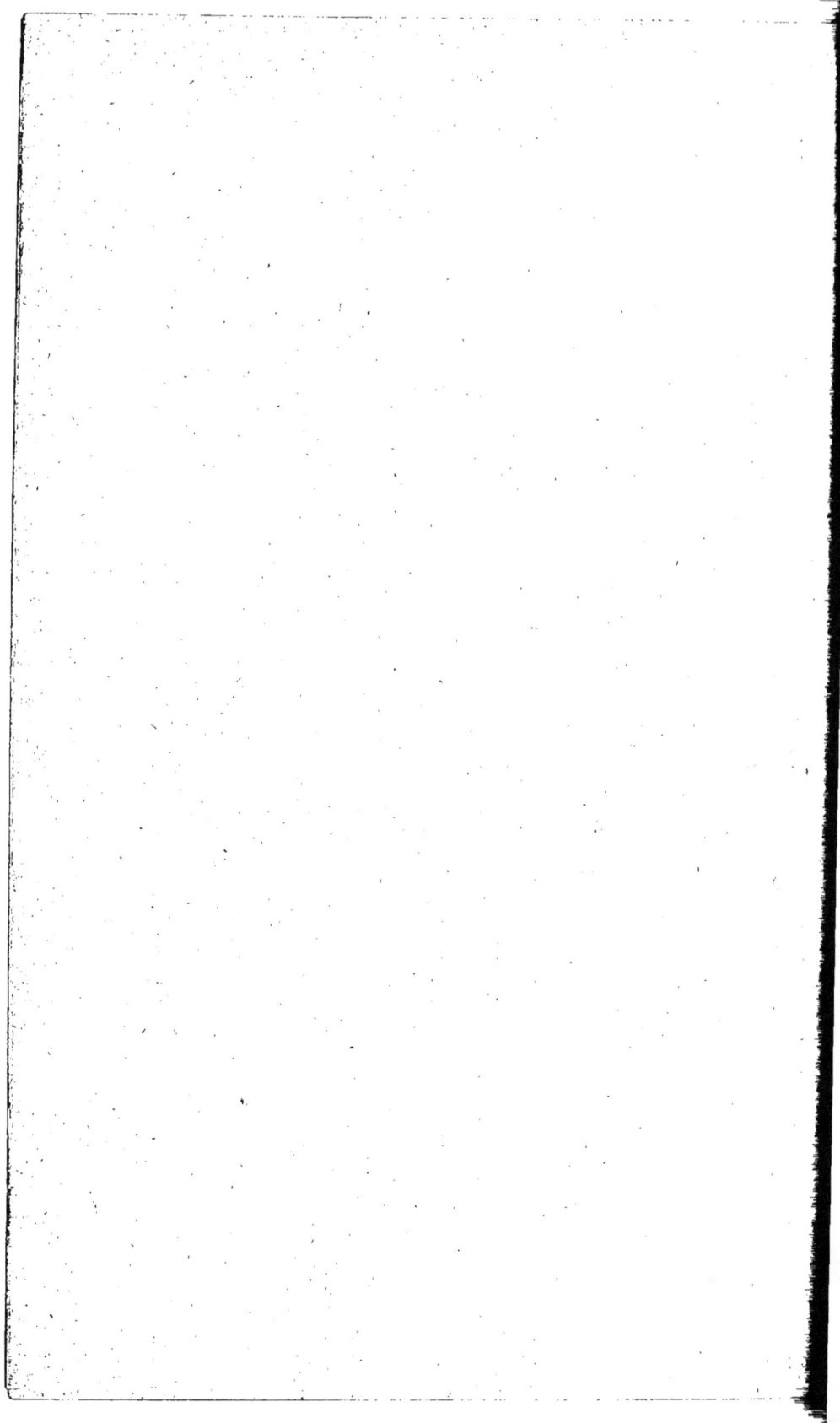

TABLE DES MATIÈRES

DEUXIÈME PARTIE

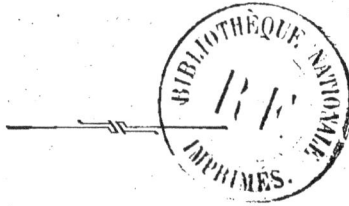

Toulouse. — Imprimerie M⁂ Cléder, rue de la Pomme, 28.

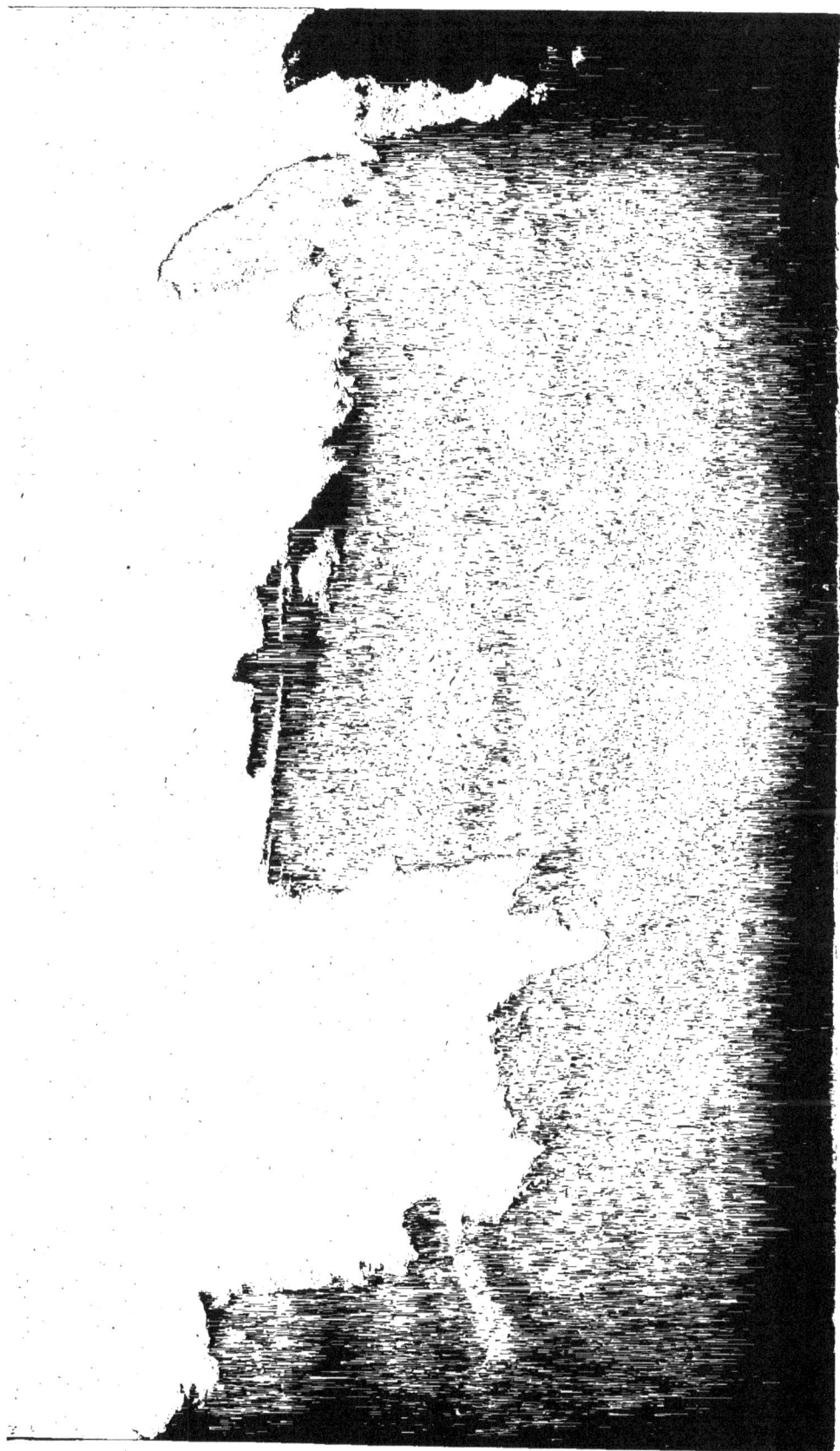

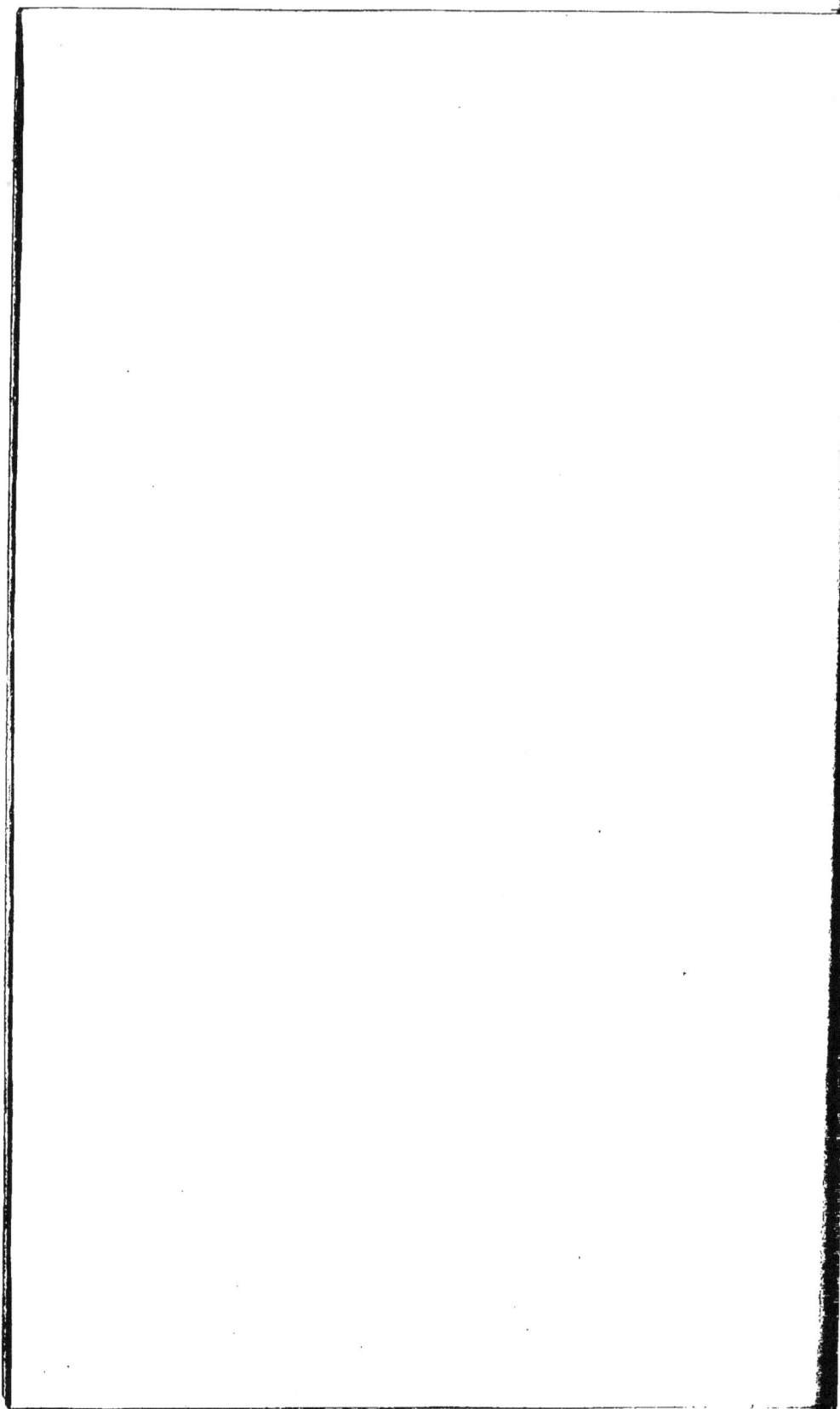

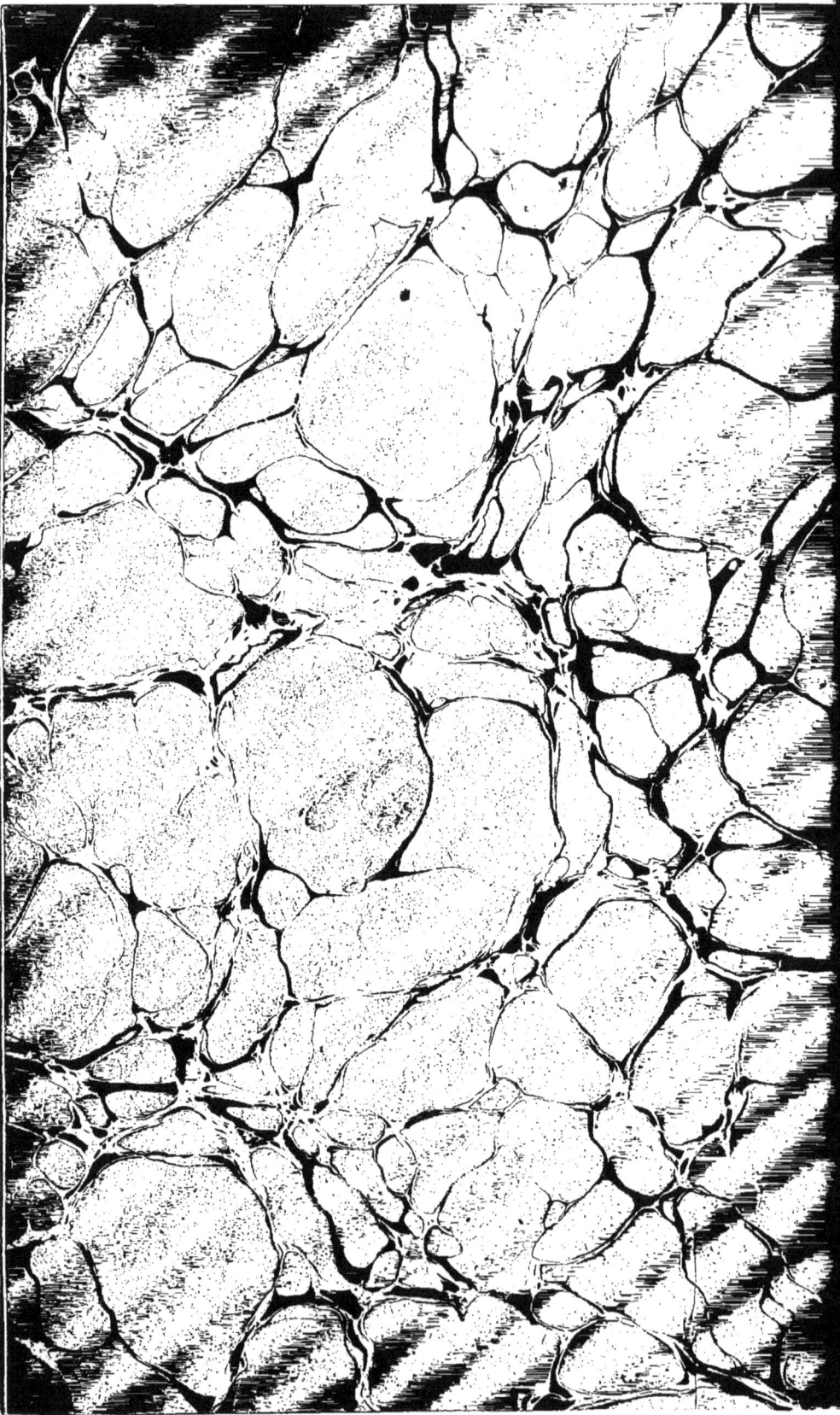

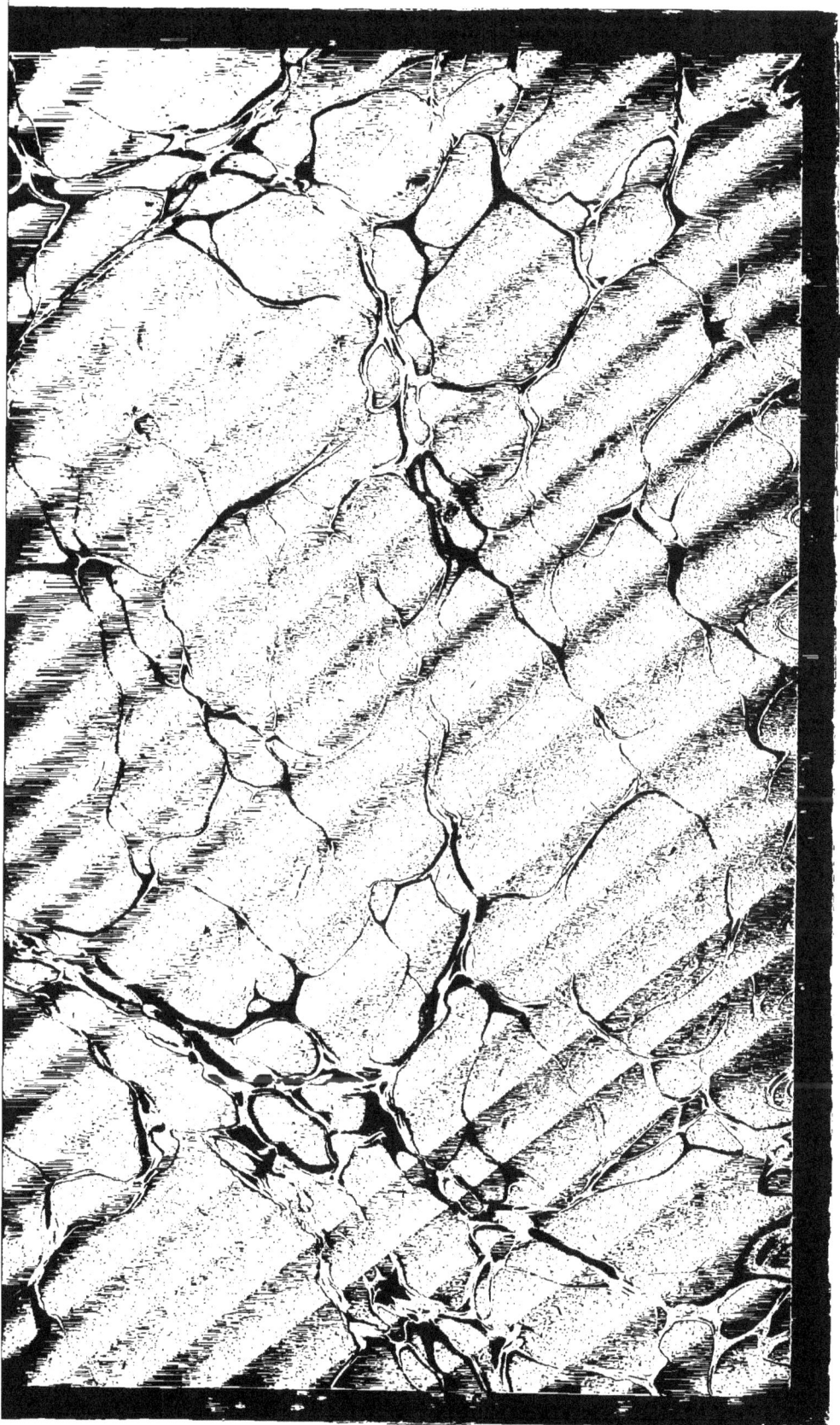

www.ingramcontent.com/pod-product-compliance
Lightning Source LLC
Chambersburg PA
CBHW071642200326
41519CB00012BA/2368